大医传承文库·名老中医带教问答录系列

杜怀棠带教问答录
——贯通古今解析内科杂病

主　编　杜怀棠　王成祥　李　雁

U0201153

全国百佳图书出版单位
中国中医药出版社
·北京·

图书在版编目（CIP）数据

杜怀棠带教问答录：贯通古今解析内科杂病/杜怀棠，王成祥，李雁主编. -- 北京：中国中医药出版社，2024.12. --（大医传承文库）.

ISBN 978 - 7 - 5132 - 9031 - 9

Ⅰ. R25

中国国家版本馆 CIP 数据核字第 2024F84B16 号

中国中医药出版社出版

北京经济技术开发区科创十三街 31 号院二区 8 号楼

邮政编码　100176

传真　010 - 64405721

廊坊市佳艺印务有限公司印刷

各地新华书店经销

开本 710×1000　1/16　印张 9.75　字数 142 千字

2024 年 12 月第 1 版　2024 年 12 月第 1 次印刷

书号　ISBN 978 - 7 - 5132 - 9031 - 9

定价　49.00 元

网址　www. cptcm. com

服 务 热 线　010 - 64405510

购 书 热 线　010 - 89535836

维 权 打 假　010 - 64405753

微信服务号　zgzyycbs

微商城网址　https：//kdt. im/LIdUGr

官 方 微 博　http：//e. weibo. com/cptcm

天猫旗舰店网址　https：//zgzyycbs. tmall. com

如有印装质量问题请与本社出版部联系（010 - 64405510）

《杜怀棠带教问答录——贯通古今解析内科杂病》
编委会

《大医传承文库》
顾 问

顾 问（按姓氏笔画排序）

丁 樱	丁书文	马 骏	王 烈	王 琦	王小云	王永炎
王光辉	王庆国	王素梅	王晞星	王辉武	王道坤	王新陆
王毅刚	韦企平	尹常健	孔光一	艾儒棣	石印玉	石学敏
田金洲	田振国	田维柱	田德禄	白长川	冯建华	皮持衡
吕仁和	朱宗元	伍炳彩	全炳烈	危北海	刘大新	刘伟胜
刘茂才	刘尚义	刘宝厚	刘柏龄	刘铁军	刘瑞芬	刘嘉湘
刘德玉	刘燕池	米子良	孙申田	孙树椿	严世芸	杜怀棠
李 莹	李 培	李曰庆	李中宇	李世增	李立新	李佃贵
李济仁	李素卿	李景华	杨积武	杨霓芝	肖承悰	何立人
何成瑶	何晓晖	谷世喆	沈舒文	宋爱莉	张 震	张士卿
张大宁	张小萍	张之文	张发荣	张西俭	张伯礼	张鸣鹤
张学文	张炳厚	张晓云	张静生	陈彤云	陈学忠	陈绍宏
武维屏	范永升	林 兰	林 毅	尚德俊	罗 玲	罗才贵
周建华	周耀庭	郑卫琴	郑绍周	项 颗	赵学印	赵振昌
赵继福	胡天成	南 征	段亚亭	姜良铎	洪治平	姚乃礼
柴嵩岩	晁恩祥	钱 英	徐经世	高彦彬	高益民	郭志强
郭振武	郭恩绵	郭维琴	黄文政	黄永生	梅国强	曹玉山
崔述生	商宪敏	彭建中	韩明向	曾定伦	路志正	蔡 淦
臧福科	廖志峰	廖品正	熊大经	颜正华	禤国维	

总　前　言

　　名老中医经验是中华医药宝库里的璀璨明珠，必须要保护好、传承好、发扬好。做好名老中医的传承创新工作，就是对习近平总书记所提出的"传承精华，守正创新"的具体实践。国家重点研发计划"基于'道术结合'思路与多元融合方法的名老中医经验传承创新研究"项目（项目编号：2018YFC1704100）首次通过扎根理论、病例系列、队列研究以及数据挖掘等定性定量相结合的多元融合研究方法开展名老中医的全人研究，构建了名老中医道术传承研究新范式，有效地解决了此前传承名老中医经验时重术轻道、缺乏全面挖掘和传承的方法学体系和研究范式等问题，有利于全面传承名老中医的道术精华。

　　在项目组成员共同努力下，最终形成了系列专著成果。《名老中医传承学》致力于"方法学体系和范式"的构建，是该项目名老中医传承方法学代表作。本书首次提出了从"道"与"术"两方面来进行名老中医全人研究，并解析了道术的科学内涵；介绍了多元融合研究方法，阐述了研究实施中的要点，并列举了研究范例，为不同领域的传承工作提供范式与方法。期待未来更多名老中医的道术传承能够应用该书所提出的方法，使更多名老中医的道术全人精华得以总结并传承。本书除了应用于名老中医传承，对于相关领域的全人研究与传承也有参考借鉴作用。基于扎根理论、病例系列等多元研究方法，项目研究了包括国医大师、院士、全国名中医、全国师承指导老师等在内的136位全国名老中医的道与术，产出了多个系列专著。在"大医传承文库·对话名老中医系列"中，我们邀请名老中医讲述成才故事、深入解析名老中医道术形成过程，让读者体会大医精诚，与名老中医隔空对话，仿佛大师就在身边，领略不同大医风采。《走近国医》由课题组负责人、课题组骨干、室站骨干、研究生等组成的编写团队完成，阐述从事本研究工作中的心得体会，展现名老中医带给研究者本人的收获，以期从侧面展现名老中医的道术风采，并为中医科研工作者提供启示与思考。《全国名老中医效方名论》汇集了79位全国名老中医的效方验方名论，是每位名老中医擅治病种的集中体现，荟萃了名老中医本人的道术大成。"大医传承文库·疑难病名老中医经验集萃系列"荟萃了以下重大难治病种著作：《脑卒中全国名老中医治验集萃》《儿科病全国名老中医治验集萃》《慢性肾炎全国名老中医治验集萃》《慢性肾衰竭全国名老中医治验集萃》《2型糖尿病全国名老中医治验集萃》《慢性肝病全国名老中医治验集萃》《慢性阻塞性肺疾病全国名老中医治验集萃》《免疫性疾病全国名老中医治验集萃》《失眠全国名老中医治验集萃》《高血压全国名老中医治验集萃》《冠心病全国名老中医治验集萃》《溃疡性结肠炎全国名老中医治验集萃》《胃炎全国名老中医治验集萃》《肺癌全国名老中医治验集萃》《颈椎病全国名老中医治验集萃》。这些著作集中体现了名老中医擅治病种的精粹，既包括学术思想、学术观点、临证经验，又有典型病例及解读，可以从书中领略不同名老中医对于同一重大难治病的不同观点和经验。"大医传承文库·名老中医带教问答录系列"通过名老中医与带教弟子一问一答的形式，逐层递进，层层剖析名老中医诊疗思维。在师徒的一问一答中，常见问题和疑难问题均得以解析，读者如身临其境，深入领会名老中医临证思辨过程与解决实际问题的思路和方法，犹如跟师临证，印象深刻、领悟透彻。"大医传承文库·名老中医经验传承系列"在扎根理论、处方挖掘、典型病例等研究结果的基础上，生动还原了名老中医的全人道术，既包含名老中医学医及从医过程中的所思所想，突出其成才之路，充分展现了其学术思想形成的过程及临床诊疗专病的经验，又讲述了名老中医的医德医风等经典故事，总结其擅治病种的经验和典型医案。"大医传承文库·名老中医特色诊疗技术系列"展示了名老中医的特色诊法、推拿、针灸等特色诊疗技术。

以上各个系列的成果，期待为读者生动系统地了解名老中医的道术开辟新天地，并为名老中医传承事业做出一份贡献。

以上系列专著在大家协同、团结奋斗下终得以呈现，在此，感谢科技部重点研发计划的支持，并代表项目组向各位日夜呕心沥血的作者团队、出版社编辑人员一并致谢！

总主编　谷晓红

2023年3月

编写说明

杜怀棠教授，主任医师，博士研究生导师，国务院政府特殊津贴专家。1963年毕业于北京中医药大学中医系，曾担任北京中医药大学附属东直门医院院长兼中医系主任、全国热病专业委员会主任委员等职务，是全国和北京市老中医药专家学术经验继承工作指导老师。杜怀棠教授师承秦伯未教授、董建华院士，精诚从医五十余年，博爱勤勉。在诊疗外感热病方面，倡导"寒温统一"学说，协助董建华院士完善"三期二十一候"证治纲领，制定风温肺热病六大治疗法则——通宣理肺、清热解毒、通腑降浊、和解平调、祛邪不忘扶正、重视病后调治，强调祛邪务使邪有出路，扶正贵在不恋邪。在诊疗内伤杂病方面，强调"百病皆生于气"，治疗肺系病注重"调气活血兼化痰，明察宿疾知规律"；治疗脾胃病则"分辨气血用和法，重视脏腑间关系"，提出"胃病三期辨治"理论；治疗心脑病，多"益气养阴通血脉，补虚培元固根本"；治疗肝胆病则"疏肝利胆调气机，清利解毒兼化瘀"；治疗肾病常"多管齐下调水道，益气滋阴兼活血"，贯穿"畅达气机""调理中焦""善用和解""审机论治"等学术思想。

杜怀棠教授退休之后，栖冲业简，终不以过去为意；勤于治学，探赜索隐，钩深致远，精研医理，颇有建树。诸弟子则恐哲人其萎，而德音亦将遂于湮微，故非立言不可以薪火相传。幸得托国家重点研发计划——基于"道术结合"思路与多元融合方法的名老中医经验传承创新研究（项目编号：2018YFC1704100）课题一"名老中医经验挖掘与传承的方法学体系和范式"（课题编号：2018YFC1704101），且受科技部及北京康仁堂药业有限公司的资助，本书方得付梓刊印，感篆私衷，时时在抱！

医理玄妙，杜老习于《本经》，究心《灵》《素》，齐《寒》《温》之异，同圣哲之思，恐学者难能执简驭繁，深然孟河医派费晋卿之"醇正缓和"。故杜老遣方用药甘淡平和，不求新奇，藏机巧于古拙，归殊流于正典，本书的撰写风格亦有归醇纠偏之意，以"内科正录"和"杂病汇考"分别记载杜怀棠教授擅长的内科系统疾病及其他杂病。"虔聆闳论""医理渊薮"，则再现门下弟子抠衣谒见，亲炙谆诲的场景。全书展现了杜怀棠教授临床经验和中医哲学思考。诗云："伐柯伐柯，其则不远。"本书虽非全豹之观，从中亦可见一斑，希望读者可循迹论微，有所收获。

本书编委会
2024 年 3 月

目 录

上篇 临证传承实践

下篇　师徒问答实录

上篇　临证传承实践

第一章　内科正录

第一节　调和营卫化痰湿

【案例回顾】

姓名：王某　性别：女　年龄：83 岁　初诊日期：2012 年 10 月 27 日

主诉：咳嗽咳痰 2 月余。

现病史：2 个月前无明显诱因出现咳嗽，痰白黏腻，鼻塞，流清涕，伴恶心、呃逆，时有呕吐，呕吐物为白色黏性物质夹有食物残渣。自服中成药（具体不详）未见明显好转。于当地医院就诊，胸片示：左下肺少许模糊阴影。

刻下症：咳嗽咳痰，鼻塞流清涕，无发热，恶寒轻，恶风自汗，时有恶心呃逆，自觉腹部胀满有气体窜动，饮食尚可，夜里常因咳嗽、呃逆而不能寐，大便干燥，小便黄。

既往史：患者既往患高血压 20 年，规律服药，血压控制良好。否认过敏史。

望、闻、切诊：面色少华，痰色白，呃声阵阵，舌质紫暗，苔白腻，中有裂纹，舌底脉络青紫，脉沉细而缓。

中医诊断：咳嗽（痰湿蕴肺，营卫不和）。

西医诊断：肺部感染。

治法：解表宣肺，调和营卫。

处方：小柴胡汤合桂枝加厚朴杏子汤加减。

方药：柴胡 10g，黄芩 15g，清半夏 10g，太子参 20g，桂枝 6g，白芍

15g，杏仁 10g，厚朴 6g，生地黄 20g，豆豉 10g，桔梗 10g，生甘草 6g，瓜蒌 30g，枳壳 12g，生百合 20g，前胡 10g，生姜 15g，红枣 12g。

7 剂，水煎服，日 1 剂，分两次服。

2012 年 11 月 4 日二诊

服上方 7 天后，患者咳嗽咳痰症状明显减轻，但晨起鼻塞、清涕、喷嚏，双眼视物发干，口干，食欲尚可，食后腹胀、肠鸣，伴食后困倦，眠可，大便排便时间长，较费力。舌质红，苔薄白中有裂纹。处方：玉屏风散合桂枝汤加减。

方药：生黄芪 30g，生白术 30g，防风 10g，生地黄 30g，苍术 10g，玄参 30g，桂枝 10g，白芍 20g，葛根 20g，杏仁 12g，橘红 12g，茯苓 15g，知母 12g，天门冬 15g，生甘草 6g，桑枝 20g，生姜 15g，红枣 15g，防风 15g。

7 剂，水煎服，日 1 剂，分两次服。

2012 年 11 月 12 日三诊

患者服用 11 月 4 日处方后鼻塞流涕、恶心呃逆、口干症状减轻。服药后排气增多，胃脘不适即减轻。刻下：口眼略干，食欲欠佳，食后略觉困倦，大便不爽，日 1 行。舌质红，苔薄白，中有裂纹。方药：11 月 4 日处方去防风加枳实 15g。

14 剂，水煎服，日 1 剂，分两次服。

【杜师评案】

咳嗽的病因包括外感和内伤，初起多风寒或风热等邪毒，内伤饮食、劳倦、情志等因素，内外相互影响而发病。患者老年女性，咳嗽日久，伴鼻塞流清涕，微恶寒，恶风汗出，表证仍在，因邪气入里，脾胃气机升降失常，故出现腹部胀满，恶心呃逆，属痰湿蕴肺，营卫不和证，方用小柴胡汤合桂枝加厚朴杏子汤化裁，以解表宣肺、和解表里、调和营卫。

【传承心得】

患者老年女性，咳嗽日久，加之外感，内外夹杂，痰湿蕴肺，营卫不和。肺气亏虚，卫外不固，外感风寒，营卫不固，故恶寒轻、恶风自汗。肺主通调水道，肺失宣降，痰湿蕴肺，故痰白黏腻。鼻为肺之窍，肺气不通，故鼻塞流清涕。痰湿中阻，中焦脾胃气机失常，脾失升清，胃失和降，故恶心、呃逆、时有呕吐，且腹胀。痰湿蕴肺，上焦结气不通，郁而化热，热伤津液，故大便干燥，小便黄。一诊患者既有表证，又有里证，用小柴胡汤合桂枝加厚朴杏子汤加减，方中柴胡与黄芩配伍升降相因，出入相济，共调人体气机，桂枝配白芍，一开一合，于发汗之中寓有敛汗之意，于和营之中又有疏卫之功，太子参益气健脾，使中土健旺。厚朴、瓜蒌宽中消痰下气，半夏、杏仁温化痰饮，配伍桔梗、前胡共奏止咳化痰之功效，生姜温中止呕，豆豉宣发郁热，生地黄、百合养阴清热。二诊患者咳嗽咳痰较前明显改善，但仍鼻塞、喷嚏，表证仍在，且流清涕症状迁延不愈，肺气亏虚症状较为明显，故改用玉屏风散合桂枝汤加减以补益肺气，宣肺解表，调和营卫。口干，加葛根、知母、天冬生津止渴；大便干，加杏仁润肠通便，且能宣发疏通肺气以止咳；食后腹胀、肠鸣，予橘红行气、除胀；食后困倦，予茯苓以健脾。三诊诸症减轻，胃脘胀满较前缓解，且大便不爽，加用枳实破气消积。

第二节　疏肝润燥止干咳

【案例回顾】

姓名：刘某　性别：女　年龄：68 岁　初诊时间：2013 年 8 月 23 日

主诉：间断咳嗽 1 年余，加重伴胸闷 4 天。

现病史：1 年前无明显诱因出现间断咳嗽，咽中如有痰堵，咳吐不爽，未予重视。此后咳嗽间断发作，每于天气变化时加重。近 4 天患者再次因天气变热而咳嗽加重，出现喑哑、咽痛、咽痒，遂来就诊。

刻下症：咳嗽，无痰，喑哑，咽痛，咽痒，胸闷，气短，无明显气喘，偶有心悸，时有汗出，双胁肋胀满，咽干不欲饮。纳眠可，二便调。

既往史：高血压病史 1 年余，慢性咽炎病史 5 年。否认过敏史。

望、闻、切诊：得神，喑哑，未闻及异常气味，舌质暗红，有齿痕，苔薄白，脉沉细小滑。

辅助检查：胸片示两肺纹理未见增粗。

中医诊断：咳嗽（温燥袭肺，枢机不利）。

西医诊断：上呼吸道感染。

治法：宣肺润燥，疏肝开郁。

处方：小柴胡汤合桑杏汤加减。

方药：柴胡10g，黄芩15g，清半夏10g，太子参20g，桑叶12g，杏仁10g，浙贝母10g，枳壳15g，赤芍15g，桔梗10g，生甘草6g，枇杷叶15g，厚朴10g，炒栀子10g，淡豆豉10g，当归15g。

7剂，水煎服，日1剂，分两次服。

2013年9月30日二诊

服上药后咳嗽等症状已基本缓解，胁肋胀满减轻，轻微口干，伴咽干，视物模糊，纳眠可，二便调。舌体胖大有齿痕，舌质暗淡，苔薄白，脉沉细。

处方：麦门冬汤合桑杏汤加减。

方药：麦冬20g，太子参20g，生甘草5g，桂枝10g，清半夏10g，桑叶12g，枇杷叶15g，生诃子15g，柴胡10g，白芍20g，枳壳12g，杏仁10g，生石膏10g，浙贝母10g，牛蒡子10g，山药30g。

7剂，水煎服，日1剂，分两次服。

随访

患者症状好转，未再服药。

【杜师评案】

本案主诉虽为咳嗽，但咳非独治肺也，肝升肺降，共调人体气机之升降。正值秋令，燥热伤肺，肺热阴伤，清肃无权，以致肝失疏泄，故在干咳无痰，咽喉干燥的同时，又伴有胸胁胀满之证。若不能及时干预，肝气日久郁结，气郁化火，循经上行，灼肺伤津，而成"木火刑金"之势，可出现咳嗽胁痛，甚者咯血等症；反之，肺失清肃，燥热下行，可灼伤肝肾之阴，则难治矣。小柴胡汤为和解少阳肝胆之名方，临床适应证广泛，对《伤寒论》中小柴胡汤的运用经验应该多做整理，同时对于后世医家对小柴胡汤的发挥也应该整理，举一反三，则医道昌明。

【传承心得】

本患者为老年女性，病史已久，咳嗽日久损伤肺气及肺阴，杜老认为每逢夏秋换季之际，肺气亏虚之人易感燥邪，而致肺失宣降，发为咳嗽，凉燥以杏苏散为主方，温燥以桑杏汤为主方。故此病案患者多于秋分之时由外邪诱发，咳嗽不断。治疗时在着重调理肺气的同时，更注重润肺化燥。二诊时以麦门冬汤为主方，润肺养阴，兼顾利咽散结清热理气。最后加入山药一味，为补土生金之意，健脾补肺，增强患者后天之本，固卫正气，防止再感外邪而发病。

第三节 调畅金木理气机

【案例回顾】

姓名：贾某 性别：女 年龄：56 岁 初诊日期：2019 年 11 月 18 日

主诉：咳嗽间断发作 2 年余，加重 1 个月。

现病史：2 年余前无明显诱因出现咳嗽，每逢冬季加重，无痰，夜间尤甚，2018 年于东直门医院通州院区就诊，考虑为"慢性支气管炎"。1 个月前症状复作，口服中药效果不显，遂来就诊。

刻下症：咽痒，干咳无痰，轻度喘息气粗，咳嗽阵作，夜间平卧时明显，无喉间痰鸣，遇刺激性气味易咳，轻度胸闷气短，活动后明显，晨起自汗，口干不苦，饮水少，纳可，大便 2 ~ 3 日 1 行，偏干，排便不费力，小便调，眠可。

既往史：患者既往体健。否认高血压病、冠心病、糖尿病等慢性病史。否认过敏史。

望、闻、切诊：得神，暗哑，未闻及异常气味，舌淡胖，边有齿痕，苔薄白，脉弦细。

个人史：平素易急躁，月经不规律，末次月经 2019 年 10 月 13 日。

中医诊断：咳嗽（肺气郁闭）。

西医诊断：慢性支气管炎。

治法：理气宣肺。

处方：逍遥散合柴胡陷胸汤加减。

方药：当归15g，白芍15g，生白术20g，茯苓15g，柴胡10g，薄荷10g，枳壳15g，桔梗10g，黄芩10g，法半夏10g，瓜蒌30g，生甘草5g，紫苏叶10g，杏仁10g，桑白皮15g，地骨皮20g。

7剂，水煎服，日1剂，分两次服。

随访

咳嗽已明显缓解，故未继续就诊。

【杜师评案】

逍遥散是疏肝解郁的名方，方用术、苓助土以升木，用归、芍补血养肝，薄荷疏肝，甘草和中，"木郁则达之"故用柴胡升发诸阳以顺其性。柴胡陷胸汤是小柴胡汤与小陷胸汤化裁而成，取辛开苦降之意。小陷胸汤加枳、桔以疏气解结，宽胸开膈；小柴胡汤用柴胡、半夏、黄芩三味，清热开郁，去人参、大枣等滋补之药，以防阻碍气机。

咳嗽、胸闷大多是气机失调，肺失宣降所致，平素急躁易怒，多为气郁化火，大便干结，口干不苦，说明热势不盛，但已有津液亏损。本案用逍遥散合柴胡陷胸汤再加苏叶、杏仁等药，上能宣肺理气，中则疏肝解郁，下可润肠降气，如此通调一身气机，使肺气宣畅，肝气条达，气机升降通畅，咳嗽可得缓解。

【传承心得】

患者咳嗽间断性发作2年余，冬季易发，咳而无痰，偶有痰却难咳，夜间明显，伴有胸闷，是肺气郁闭，宣降失常所致；肺与大肠相表里，肺气不能肃降，大肠传导无力，故大便2~3日1行；急躁易怒，月经不规律，多为肝气郁结化火所致；大便干，口干，说明已有津液亏虚；舌质淡胖有齿痕，苔薄白，脉弦细，是肝气郁结的表现。方用逍遥散疏解肝郁，柴胡陷胸汤宽胸开膈，宣达肺气，郁结得解，气机通畅，咳嗽便可缓解。

第四节　桂枝汤类解寒喘

【案例回顾】

姓名：马某　性别：女　年龄：85 岁　初诊日期：2013 年 3 月 1 日

主诉：间断喘憋 3 年，加重半个月。

现病史：3 年前出现喘憋，于外院就诊，考虑喘憋与心脏有关，住院治疗后症状稍缓解。此后患者间断呼吸困难，动则喘憋，于北京友谊医院诊断为"支气管哮喘"，具体用药不详。近半月来受凉后喘憋加重。

刻下症：喘憋，无明显咳嗽，无咳痰，无鼻塞。夜间喘憋加重，平躺困难，咽干。双下肢无水肿，纳眠可，二便调。

既往史：支气管哮喘史 3 年。否认过敏史。

望、闻、切诊：得神，语声低微，呼吸急促，动则气喘，未闻及异常气味。舌质紫暗，苔黄腻，脉弦细而数。

中医诊断：喘证（外感风寒，肺气不宣）。

西医诊断：支气管哮喘。

治法：祛风散寒，宣降肺气。

处方：桂枝汤类方加减。

方药：桂枝 10g，白芍 20g，炙甘草 6g，杏仁 10g，厚朴 10g，党参 20g，当归 15g，苏子 12g，陈皮 12g，茯苓 15g，姜半夏 10g，黄芩 10g，葶苈子 20g，大枣 20g，地龙 15g，山药 20g，牛蒡子 15g。

7 剂，水煎服，日 1 剂，分两次服。

2013 年 3 月 8 日二诊

患者服上药后，喘憋好转，偶感头晕，头痛，舌体瘦小，舌质紫红，苔薄白，脉弦细。上方加白蒺藜 10g，制首乌 20g。

方药：桂枝 10g，白芍 20g，炙甘草 6g，杏仁 10g，厚朴 10g，党参 20g，当归 15g，苏子 12g，陈皮 12g，茯苓 15g，姜半夏 10g，黄芩 10g，葶苈子

20g，大枣 20g，地龙 15g，山药 20g，牛蒡子 15g，白蒺藜 10g，制首乌 20g。

7 剂，水煎服，日 1 剂，分两次服。

2013 年 4 月 25 日三诊

患者诉头晕头痛好转，喘憋未再发作。转治他病。

【杜师评案】

桂枝汤在《伤寒论》中首先作为治疗外感风寒的方子，但是后世医家对于桂枝汤的使用，可谓是新颖。单从调和营卫、调理气血、治疗怪病等方面，已经充分体现出桂枝汤作为经典方的伟大。而桂枝加厚朴杏子汤属于桂枝汤类方，是治疗喘证的常用方剂，《伤寒论·辨太阳病脉证并治》原文第 18 条"喘家作，桂枝汤加厚朴、杏子佳"，为太阳中风证，新感引发宿喘，其中"喘家"是素有喘疾之人，宿喘易被风寒之邪所诱发，外邪从其合而内舍于肺，肺气不利故引喘疾，故用桂枝汤解肌发表治新感，加厚朴杏子宽胸降气，平喘治喘。本患者年老体虚，卫气不足，易感外邪。本次患病因感受凉邪，诱发哮喘发作，新感引发宿疾，为桂枝加厚朴杏子汤之适应证，然而对于本例患者而言，桂枝加厚朴杏子汤力量尚轻，如果单纯运用，则病难痊愈，故须与二陈汤、葶苈大枣泻肺汤合用，加强祛邪化痰之力，方可药到病所。《伤寒论》中治喘之法重在调气、化痰，结合病因、病机、病性制宜，根据具体情况选择发汗解表、温肺化饮、宽胸降气等治法，用药精当，值得后世体会效法。

【传承心得】

本患者为老年女性，素体气虚，卫外不固，易感外邪。此次因感受凉邪，诱发哮喘发作。杜老认为，治疗外感肺系疾病，重在扶正而不滞邪，祛邪而不伤正，注意祛邪与扶正的关系，务使邪有出路。邪之出路，可从汗解，又不可大汗，只需和解，令稍稍汗出，助正达邪。对于喘证患者而言，祛痰亦是祛邪外出，故配以二陈汤理气化痰。喘证为本虚标实的一类病证，故应当标本兼顾。首先祛除发病诱因，再调理脏腑气机。同时，杜老治疗外感、内伤疾病善用风类药，正如李东垣《脾胃论》所云："风动之证，以风药通之。"无论是外风引邪，还是内风妄动，都以治风为先，适当加入虫类药，以搜络祛邪，通达气机。对于老年人以及体质虚弱患者，一般情况差，脏腑功能减退，故免疫力更低，感受外邪容易引动宿疾而发病，且病情较重，治疗应当针对邪正盛衰症情，适度攻补，方能取得理想效果。一诊以桂枝汤为主方，加入杏仁、厚朴、牛蒡子，外可解表而疏风，内利肺气而利咽；现代药理研究表明，桂枝的挥发油部分由呼吸系统排出，对呼吸道炎症有消炎作用；厚朴煎剂对支气管呈兴奋作用；杏仁的主要成分杏仁苷具有镇咳作用。陈皮、半夏、茯苓、黄芩、苏子理气化痰，祛除伏饮，防治再感外邪诱发喘证；其中陈皮所含挥发油有刺激性被动祛痰作用，使痰液易咳出；半夏中的生物碱能够抑制咳嗽中枢，从而止咳。葶苈与大枣相配，泻肺化痰，攻逐水饮；地龙咸寒，清热息风，通络平喘；党参、山药补土生金。全方既顾标，又注重本，因此疗效显著。

第五节　调和肝脾治虚喘

【案例回顾】

姓名：郑某　性别：男　年龄：58 岁　初诊日期：2019 年 11 月 29 日

主诉：气短 3 年余，加重 3 月余。

现病史：3 年前出现气短，活动则有喘，无咳嗽咳痰，无胸闷心悸，无头晕头痛，间断中医调理可缓解，近 3 个月气短、喘息加重，为求诊治来我院。

刻下症：气短，活动易喘，吸气困难，无咳嗽，无明显胸闷，心悸，无头晕头痛，受凉后易打喷嚏、流涕，视物模糊，纳可，无胃部不适，神疲乏力，疲惫腰酸，无明显怕冷怕热，无汗出，无口干口苦，大便时干时稀，不成形，日 1 行，小便可，入睡较难，与之前相比较差。

既往史：患者既往体健。否认高血压病、冠心病、糖尿病等慢性病史。否认过敏史。

望、闻、切诊：得神，视物模糊，面色红润，体型偏胖，呼吸气喘，舌体大，暗红，苔黄厚腻，舌下络脉偏紫，脉弦滑。

中医诊断：喘证（肝脾不调）。

西医诊断：支气管哮喘。

治法：和解肝脾，平肝降气。

处方：旋覆代赭汤加减。

方药：旋覆花10g（包煎），代赭石30g（先下），党参20g，姜半夏10g，黄芩15g，陈皮15g，茯苓15g，厚朴10g，生黄芪30g，桔梗6g，柴胡6g，苏子15g，当归15g，炒白术15g，山药20g，牛蒡子15g。

7剂，水煎服，日1剂，分两次服。

2019年12月6日二诊

药后大便成形，日1行，气短、喘有好转，仍觉疲劳乏力困倦，头胀，视物模糊，腰酸，下肢无力，手、面部浮肿，受凉易打喷嚏、流清涕，无口干口苦，胃纳可，小便可，眠可。舌暗红，苔黄厚腻，脉弦滑缓。上方去柴胡、苏子，加杏仁10g，防风10g，改党参30g，山药30g。

方药：旋覆花10g（包煎），代赭石30g（先下），党参30g，姜半夏10g，黄芩15g，陈皮15g，茯苓15g，厚朴10g，生黄芪30g，桔梗6g，杏仁10g，防风10g，当归15g，炒白术15g，山药30g，牛蒡子15g。

14剂，水煎服，日1剂，分两次服。

【杜师评案】

肺为气之主，肾为气之根。肾经与冲脉相连，肾收纳冲气，故肾虚冲气上逆作喘。人身气机以通为度，若升降之路受阻碍，即生病证。肝脾同属中焦，为辅弼之脏，肝主疏泄，脾主升清，共司调畅气机。故喘与脾、胃、肝、肾皆有联系。此为张锡纯《医学衷中参西录》之思想，治喘者当以摄冲纳肾、平胃降逆、疏肝敛冲之法。用参赭镇气汤，以补气敛肺，降气平喘。张锡纯亦有"胸中大气下陷"之说，"大气"实为宗气，位于胸中，行呼吸，贯心脉而行气血，宗气不足则气短不足以吸，用升陷汤升补举陷定喘。此患者气短，动则喘憋，吸气困难，同时伴有高血压、高血脂，舌苔厚腻，综合审查，喘证波及肺肾，亦有肝气乘脾，痰湿内蕴之象，以旋覆花、代赭石为君药，参旋覆代赭方和胃降逆，与参赭镇气汤补气补肾纳气，升陷汤升陷定喘，二陈汤化湿祛痰，一升一降，补泻兼施，散敛并济，药到病除。

【传承心得】

患者老年男性，有高血压、高脂血症病史，平素体胖，脾虚痰湿较重，又有肝阳上亢的表现。现患者动辄喘息，气短，吸气困难，乏力，腰酸，已有脾虚波及肾。大便时干时稀，是因为肺气不宣通，肠腑也不利，同时肝气乘脾，致使大便不正常。方用旋覆代赭汤化裁，旋覆代赭汤与柴胡剂、半夏剂类似，为和解剂，旋覆花下气消痰，代赭石重镇降逆。代赭石性寒凉，但患者本身有肝阳亢、肝火之证，且脾虚不著，所以适宜用代赭石，兼有平肝镇肝之功。张锡纯治喘用参赭镇气汤、参赭培气汤等，也是用代赭石降逆平喘，党参补气敛气，原方中有芍药、山药、龙骨、牡蛎，可补肾纳气。张锡纯以升陷汤治疗大气内陷，该患者也有宗气不足，气短喘息，吸气困难的症状，故以生黄芪30g，桔梗6g，柴胡6g配合党参补气升阳举陷。宗气不足，卫气也随之缺损，受凉后容易流清涕、打喷嚏。患者为痰湿体质，舌苔黄厚腻，体内有痰湿、湿热内聚，故以二陈汤化痰，黄芩、厚朴、茯苓化湿热。患者有肾虚表现，通常情况下用地黄丸类补肾气，但患者苔黄厚腻，目前阶段先不过补肾，主要以肺、肝、脾为关注点。同时以白术配合山药制约代赭石、牛蒡子寒凉滑肠，防止腹泻。患者老年，病程日久，容易邪入血分，久病成瘀，所以加当归养血活血。二诊患者气短、喘、大便有所好转，但卫气虚、肾虚仍存在，故增加党参、山药用量，加强补气功效，同时加防风固护卫表。

第六节　利肺降气定哮喘

【案例回顾】

姓名：马某　性别：女　年龄：75 岁　初诊时间：2019 年 11 月 8 日

主诉：反复喘息 10 年，加重伴咳嗽 7 天。

现病史：10 年前出现喘息，遇冷空气或刺激性气味发作，进行性加重，就诊于某医院，诊断为支气管哮喘，长期使用沙丁胺醇气雾剂，7 天前受凉后出现喘息伴咳嗽，现为求中医治疗来诊。

刻下症：喘息，动则加重，咳嗽，痰白质黏有泡沫，畏风，口干口苦，足踝部皮疹时有瘙痒，纳食一般，食后胃胀、嗳气。入睡困难，大便日1行，排便不爽，小便有刺痛感。

既往史：患者既往体健。否认高血压病、冠心病、糖尿病等慢性病史。否认过敏史。

望、闻、切诊：得神，喘息，呼吸气促，咳声重浊，痰白质黏有泡沫，喉中哮鸣有声，舌暗红苔薄黄腻，舌下络脉迂曲，脉弦细滑。

中医诊断：哮病（痰饮伏肺）。

西医诊断：支气管哮喘。

治法：利肺平喘，益气化痰。

处方：桂枝加厚朴杏子汤、柴朴汤合二陈汤加减。

方药：桂枝10g，炒赤芍15g，炙甘草10g，炒杏仁10g，柴胡10g，黄芩10g，姜半夏10g，姜厚朴10g，太子参20g，茯苓15g，橘红15g，炒枳实10g，当归15g，丹皮20g，地骨皮20g，生黄芪20g，防风6g，穿山龙20g。

7剂，颗粒剂，温水冲服，日1剂，分两次服。

2019年11月15日二诊

服7剂后，喘憋仍间断发作，咳嗽，痰白质黏量多，偶见黄痰，胸闷。口稍干，畏冷，足踝部皮疹瘙痒减轻。纳食后胃胀，无反酸，入眠慢，大便日1~2行，小便有刺痛感，舌暗红，苔薄黄腻，脉细滑。治法：宣肺化痰，降气平喘。处方：定喘汤加减。

方药：白果10g，炙麻黄10g，炒杏仁10g，生甘草6g，炙款冬花15g，法半夏10g，桑白皮15g，黄芩10g，浙贝母15g，紫苏子12g，橘红15g，百合15g，党参20g，当归15g，姜厚朴10g，地龙15g。

14剂，颗粒剂，温水冲服，日1剂，分两次服。

2019年11月29日三诊

服上方14剂后，喘憋减轻，咳痰减少，畏冷、胃胀减轻，嗳气减少，口干口苦，眠中间醒，大便日2~3行，不成形，小便偏黄。舌暗红，苔薄黄腻，脉弦滑尺弱。治法：敛肺平喘，补益脾肾。处方：定喘汤加减，上方去款冬花、黄芩、浙贝母、百合、地龙，加生石膏、怀山药、炒牛蒡子、白芥子、茯苓、赤芍、神曲、补骨脂。

方药：白果 10g，炙麻黄 10g，炒苦杏仁 10g，生石膏 30g，怀山药 30g，炒牛蒡子 15g，炒紫苏子 15g，白芥子 10g，姜半夏 10g，橘红 15g，茯苓 15g，生甘草 6g，蜜桑白皮 15g，当归 15g，赤芍 15g，党参 30g，姜厚朴 10g，神曲 15g，补骨脂 15g。

14 剂，颗粒剂，温水冲服，日 1 剂，分两次服。

随访

诸症明显缓解，故未继续就诊。

【杜师评案】

《景岳全书》指出："喘有宿根，遇寒即发，遇劳即发，亦名哮喘。"至于其治疗，《医学统旨》有云："大抵哮喘，未发以扶正为主，已发以攻邪为主。"患者有支气管哮喘病史，首诊用桂枝加厚朴杏子汤、柴朴汤合二陈汤，以调和营卫，和解表里，调畅气机，化痰平喘。患者年迈卫气虚弱，加用黄芪、防风、太子参，发挥养阴补气作用。患者舌质红苔黄根部腻，足踝部皮疹瘙痒，提示哮喘日久波及血络，血分有热，血行不畅易致血瘀，选用入血分药当归、赤芍，桂枝汤一般用白芍，赤芍酸而微寒，具有凉血化瘀作用，对呼吸道瘀塞、通气换气功能的改善优于白芍。患者有泡沫痰，素体脾虚血行不畅易导致痰瘀互阻，日久易出现气道阻塞。哮喘发作气管痉挛，穿山龙素能通经活络，实验研究表明其对细胞免疫和体液免疫均有抑制作用。

二诊时患者痰量多且夹有少量黄痰，一定要引起注意，说明哮喘病久顽固，已经有化热趋势，此时柴胡、桂枝剂已经不能解决痰浊化热，因此换用定喘汤，定喘汤治疗肺寒膈热哮喘急性发作效果较好，用厚朴、地龙等虫类药物解痉通经活络，地龙、厚朴还有脱敏的作用。脉细提示虚象，加党参、当归益气养血，当归除养血活血外，也可以止咳。

三诊时患者喘憋好转，咳痰减少，伴有口干口苦，保留了定喘汤中的白果、麻黄、杏仁的配伍，取麻杏二三汤之意，降气平喘化痰。患者吸气困难，动则憋喘，山药加量，加补骨脂，即兼顾补益脾肾。

【传承心得】

患者高龄，喘憋咳嗽，咳痰，痰白质黏有泡沫，畏风少汗。哮病之作，突发速变，喘憋气促，喉间哮鸣。杜老认为多由感受外邪与内之伏痰搏结，正如《临证指南医案》中云："喘哮气急，原由寒入肺俞，痰凝胃络而起，久发而已，肺虚必及于肾，肾虚必累及于脾。"杜老言其病理为气壅、血瘀、痰阻。气壅为肺气壅塞，气逆于上，宣肃失司致喘哮气急。气血互根，息息相关。若肺气失调，则血流不畅，血脉瘀阻于气道，水液不行，聚而成痰，痰瘀互结，合而为祟，瘀阻气道，循环往复，因果互依，迁延难愈。

杜老遵景岳"即发时以攻邪为主"的治则，当务之急止哮平喘治其标，辨寒热虚实为要。杜老指出："哮病突发，多为实哮，治当攻邪为急，用泻肺之法攻邪。"首诊治则调畅气机、调和营卫、和解表里，选方桂枝加厚朴杏子汤、柴朴汤合二陈汤。二诊时患者症状表现有化热之征兆，调换方剂为定喘汤加减。三诊时，患者症状改善明显，加用补骨脂补肾纳气平喘，重用半夏、苏子、贝母、橘红行气化痰。

第七节　疏肝开滞消痞气

【案例回顾】

姓名：荆某　性别：女　年龄：27 岁　初诊时间：2019 年 11 月 1 日

主诉：上腹部胀满不适半年。

现病史：患者平素多食辛辣，半年前出现饭后上腹部胀满不适，嗳气多，无腹痛，无恶心呕吐，就诊于当地社区卫生服务中心，诊断为慢性胃炎，曾服健脾消积中成药及促胃动力西药未能缓解。

刻下症：饭后上腹部胀满不适，嗳气较多，无反酸烧心，无胃痛，食欲尚可。口苦口干，恶热，足凉，手心多汗，纳眠可，大便时干时溏。

既往史：患者既往体健。否认高血压病、冠心病、糖尿病等慢性病史。

否认过敏史。

望、闻、切诊：得神，形瘦，面色少华。未闻及异常气味及声音。腹部按之濡软无痛。舌尖红，中有裂纹，苔薄黄腻，脉细涩。

个人史：末次月经 2019 年 10 月 15 日，痛经，行经 5 天，量少，色红，无血块。

中医诊断：痞满（肝郁脾虚）。

西医诊断：慢性胃炎。

治法：疏肝健脾，调气开滞。

处方：逍遥散合半夏厚朴汤加减。

方药：当归 12g，赤芍 15g，茯苓 15g，炒白术 10g，柴胡 10g，炒枳实 10g，炙甘草 5g，益母草 20g，丹皮 15g，地骨皮 15g，百合 15g，法半夏 10g，佩兰 12g，苏梗 10g，神曲 15g，姜厚朴 10g。

7 剂，水煎服，日 1 剂，分两次服。

2019 年 11 月 22 日二诊

因工作忙近 2 周未复诊。诉药后胀满减轻，嗳气减少，近期戒辣。工作压力大，口干口苦，足凉，手心多汗，目痛，纳可，睡眠不实。大便可，小便黄。舌淡红，苔薄黄，脉沉细。2019 年 11 月 11 日行经，痛经，行经 5 天，量偏少，色红，无血块。处方：逍遥散合当归芍药散加减。

方药：当归 12g，白芍 15g，茯苓 15g，炒白术 15g，柴胡 10g，炒枳实 10g，炙甘草 5g，川芎 10g，薄荷 6g，姜半夏 10g，陈皮 10g，竹茹 10g，丹皮 15g，地骨皮 15g，太子参 20g，炒枣仁 20g。

7 剂，水煎服，日 1 剂，分两次服。

2019 年 11 月 29 日三诊

上腹胀满明显减轻，偶有嗳气，口干苦，脚凉，手心略汗出，目干稍痛，纳可，大便日 1 行，成形，小便可，夜眠较晚，晨起困倦。舌红苔黄，脉沉细带涩。处方：上方易枳实为枳壳，去丹皮、地骨皮、炒枣仁，加黄精、枸杞子、合欢皮、百合、竹茹。

方药：当归 15g，白芍 15g，川芎 10g，茯苓 15g，黄精 20g，枸杞子 15g，

炒白术 15g，枳壳 15g，柴胡 10g，薄荷 6g，姜半夏 10g，百合 20g，太子参 20g，合欢皮 15g，陈皮 10g，竹茹 10g。

7 剂，水煎服，日 1 剂，分两次服。

2019 年 12 月 6 日四诊

上腹胀满基本消除，夜眠佳，精神可，口干口苦减，手不温，手足心汗出减，无目干痛，纳可，大便日 1 行，半数成形，半数不成形，小便调。舌红苔薄黄，脉细滑。处方：香砂六君子汤合痛泻要方加减。

方药：木香 10g，砂仁 6g，枳实 10g，炒白术 15g，黄连 6g，姜半夏 10g，陈皮 10g，茯苓 15g，白芍 15g，防风 10g，当归 15g，川芎 10g，太子参 20g，山药 20g，炒枣仁 20g，远志 10g。

7 剂，水煎服，日 1 剂，分两次服。

【杜师评案】

患者青年女性，形体偏瘦，面色少华，体质较弱，又喜食辛辣，饮食失宜，加上工作压力因素，形成"痞满"。见有嗳气不舒、口苦，脉细涩，辨为肝郁脾虚证。肝主疏泄，脾主运化，肝气郁结，则脾运不及，中焦气机阻滞，见胀满嗳气。肝郁化热，见口干口苦。脉细涩提示肝血不足。因此选方以逍遥散疏肝养血、半夏厚朴汤理气开滞为主，兼有清热养阴。对痞满的治疗，着重在疏理气机，恢复中焦气机升降之能。半夏厚朴汤是治疗梅核气的名方，它不但对咽喉痰气互结作用显著，也能开化中焦，有理气化痰降逆之效。李东垣《脾胃论》中指出"百病皆由脾胃衰而生""内伤脾胃，百病由生"，治疗中要注重调和脾胃，进而通调一身气血。重视肝与脾的关系，调肝以理脾，达到调脾胃安五脏的目的。

【传承心得】

患者痞满半年多，嗳气多，气机不畅，伴有口干苦，考虑为肝郁脾虚，木壅克土。初诊以逍遥散疏肝理气，调和肝脾，以半夏厚朴汤降逆泻满，并用百合、地骨皮、丹皮疏解郁热，佩兰化湿，神曲助运，枳实配白术能健脾化湿。二诊胀满减轻，嗳气减少，继用逍遥散加减，加太子参、炒枣仁补虚，竹茹化痰和胃，川芎疏肝行血。三诊胀满、嗳气基本消除，伴随症状明显缓解，中焦升降复常，此次增加补虚药。四诊诸症好转，乏力减轻，以香砂六君子汤合痛泻要方健脾柔肝巩固疗效。杜老在治疗脾胃系统疾病时，特别注重调和肝脾胃、交通心肾，注重调和脏腑治疗内科疑难杂症。

第八节　调理气机散郁热

【案例回顾】

姓名：姜某　性别：女　年龄：59 岁　初诊日期：2013 年 8 月 2 日

主诉：胃脘胀满 3 年余。

现病史：3 年前无明显诱因出现胃脘胀满，于外院行胃镜示"胃食管反流"，服中药后好转，近半年因情绪激动而出现胃脘不适加重，遂来就诊。

刻下症：胃脘胀满，自觉胃脘部发凉，得热则缓，伴烧心，口干，口苦，口黏不欲饮。纳差，排气较多，排气后腹胀缓解，偶有头晕，耳鸣，眼部干涩，伴乏力，困倦，平日大便 3～4 日 1 行，排便不爽，便黏有味，小腹下坠，偶有汗出，手足心发热，眠差。

既往史：2012 年同仁医院行十二指肠息肉切除术。

望、闻、切诊：得神，形体中等，两目有神，视物清晰，语声有力，未闻及异常气味及声音，困倦，上腹部有压痛，舌质暗红，苔黄腻，脉沉细。

辅助检查：胃镜示胃食管反流。

中医诊断：胃痞（气滞脾虚，湿热中阻）。

西医诊断：胃食管反流病。

治法：理气和胃，清热健脾。

处方：香苏六君汤合小陷胸汤加味。

方药：香附 10g，苏梗 10g，陈皮 10g，法半夏 10g，黄芩 10g，瓜蒌 30g，枳壳 12g，当归 15g，白芍 15g，生白术 30g，栀子 10g，神曲 15g，党参 20g，茯苓 15g，酒大黄 6g，炙甘草 5g。

14 剂，颗粒剂，温水冲服，日 1 剂，分两次服。

2013 年 8 月 16 日二诊

服 8 月 2 日处方后，胃脘不适明显减轻，进食增加，偶有腹胀，心情烦躁。舌质暗淡，苔黄腻，脉沉细。治法：理气消积，清热健脾。处方：香苏饮合小陷胸汤加减。

方药：香附 10g，苏梗 10g，陈皮 10g，法半夏 10g，黄芩 10g，瓜蒌 30g，枳壳 12g，当归 15g，白芍 15g，生白术 30g，栀子 10g，神曲 15g，党参 20g，茯苓 15g，酒大黄 6g，炙甘草 5g，淡豆豉 10g。

7 剂，颗粒剂，温水冲服，日 1 剂，分两次服。

随访

患者诉已无明显胃脘部不适，纳眠可，二便调。

【杜师评案】

杜老认为胃痞症状表现为餐后饱胀感，特别是晚餐后胃脘部痞满不适，影响患者进食和睡眠；从《黄帝内经》开中医理论阐述的先河，至《脾胃论》的成书，中焦理论成为众多医家研究的重点，关于脾胃脏腑的理论也不断得到丰富。胃痞以胃脘部痞塞、满闷不舒为主要表现，常伴泛酸、打嗝、嗳气、烧心、纳差等症状。该病多数表现为虚实并存、寒热错杂，其本在脾虚，常与脾虚不运，升降无力有关。鉴别诊断方面，痞和胀应当鉴别，张介宾在《景岳全书·痞满》中明确地指出："痞者，痞塞不开之谓；满者，胀满不行之谓。盖满则近胀，而痞则不必胀也。"治疗本例患者胃痞旨在调整中焦气机，首要理气补脾复运，以健脾益气为本，气机调畅为要，治以香苏六君子、小陷胸，若胀满甚者，加厚朴、香橼皮、大腹皮、莪术、三棱等；反复嗳气者，加赭石、沉香等；痰湿中阻甚者，加茯苓、苍术、藿香等；饮食积滞者，加焦三仙、鸡内金、莱菔子等；胃脘嘈杂不舒、反酸者，加海螵蛸、煅瓦楞子；大便干结不畅加大黄、延胡索粉等。

【传承心得】

患者为中老年女性，既往有胃食管反流病史，杜老认为患者素体脾胃虚弱，中焦不利，气机壅滞，升降失调，故出现胃脘胀满，偶有头晕，耳鸣；病程日久，损及中阳，故自觉胃脘部发凉，得热则缓；日久化热，阻滞中焦，积热熏蒸于上，则口干，口苦，口黏不欲饮。胃强脾弱，脾虚则乏力；脾胃运化不利，排气则较多，排气后腹胀缓解；脾虚津液不能运化，则水谷清浊不分，小腹下坠，排便不爽，便黏有味。该案虚中夹实，痰湿中阻，升降失常，故而治疗以理气和胃，清热健脾为主，用香苏六君子与小陷胸化裁。香苏饮可调理气机升降，六君健脾燥湿化痰。《伤寒论·辨太阳病脉证并治下》言："心下满而硬痛者，此为结胸也……但满而不痛者，此为痞。"患者但觉心下胃脘处胀满，而无疼痛，故病属胃痞。痰热互结于心下，中焦升降失司，气机壅滞，则胃脘胀满；痰热随胃气上逆，而致烧心；舌红苔薄腻，脉滑，皆为痰热内蕴之象；取小陷胸意，以黄芩易黄连，防黄连太过寒凉伤胃。半夏、黄芩辛开苦降，调畅中焦。瓜蒌、枳壳清热理气导滞，当归、白芍养血和血。综合辨治以达胃气降，脾阳升，痰湿化，气血利，诸症得缓之效。二诊时，患者出现心情烦躁，故加入淡豆豉，取栀子豉汤意，宣散中上二焦郁热。郁火清，则心中懊侬皆可除。

第九节　寒热补泻化痞滞

【案例回顾】

姓名：刘某　性别：女　年龄：57 岁　初诊日期：2019 年 12 月 2 日

主诉：腹胀、烧心反复发作 3 月余。

现病史：3 个多月前无明显诱因出现腹胀、反酸、烧心，就诊于北京医院，行胃镜检查，提示"食道裂孔疝""慢性非萎缩性胃炎"，予铝镁加、雷贝拉唑、阿嗪米特等药物治疗。用药后腹胀、烧心略有缓解，其后又反复发作，为求中医进一步诊治前来就诊。

刻下症：腹胀、烧心，餐前及餐后均曾发作，无反酸、嗳气、恶心呕吐，自觉下午腹中积气，矢气得舒，矢气不臭，口苦口臭，口中异味明显，晨起尤甚。平素畏寒，眠可，大便日 1~3 行，成形，黏滞，小便调。

既往史：患者既往体健。否认高血压病、冠心病、糖尿病等慢性病史。

否认过敏史。

望、闻、切诊：得神，未闻及异常气味及声音，腹软，舌质淡暗，苔黄，根厚腻，脉沉细略弦。

中医诊断：痞满（湿热阻滞）。

西医诊断：①慢性非萎缩性胃炎；②食管裂孔疝。

治法：理气健脾，平调寒热，清热燥湿。

处方：半夏泻心汤合香砂枳术丸加减。

方药：姜半夏10g，黄连5g，黄芩10g，干姜6g，木香10g，砂仁6g（后下），枳实10g，炒白术15g，太子参15g，茯苓12g，陈皮15g，白芍15g，厚朴10g，神曲15g，竹茹15g，炙甘草5g。

7剂，水煎服，日1剂，分两次服。

2019年12月9日二诊

服中西药后患者腹胀明显减轻，但仍有烧心，时有两胁部隐痛，2日前无明显诱因出现畏寒，咳嗽，夜间尤甚，伴鼻塞、流涕，无发热，未服用感冒药物，烧心，饭后1~2小时较著，偶有反酸，胁部隐痛，口苦，纳少，寐尚可，夜尿1~2次，大便日1行，成形。舌淡略暗，苔薄黄，根部稍腻，脉弦细。处方：小柴胡汤、杏苏散合栀子豉汤加减。

方药：柴胡10g，黄芩10g，姜半夏10g，党参15g，白前15g，杏仁10g，紫苏叶10g，薄荷10g（后下），浙贝母12g，橘红15g，桔梗6g，生甘草5g，枳壳15g，茯苓10g，炒栀子10g，淡豆豉10g，神曲15g。

7剂，水煎服，日1剂，分两次服。

2019年12月16日三诊

患者5剂而愈，未尽服余药。

【杜师评案】

患者中老年女性，以腹胀、烧心为主要临床表现，病机主要为中焦湿热阻滞，脾胃升降失常，胃气壅滞，上下不通；总体寒热虚实错杂，当寒热并用，辛开苦降，虚实兼顾。患者大便黏滞，腹胀明显，胃气壅滞较甚，故加用木香、砂仁、陈皮、厚朴增加行气之功，半夏、干姜、黄连、黄芩合用可清热化湿、辛开苦降，消舌苔之厚腻；患者胃气壅滞，理气之时加用白术、太子参使益气健脾效更佳。方中还加入竹茹，清肺阴之燥，通胃腑之滞，用于诸多苦寒燥药之中，可发挥其滋润之性；并以芍药、甘草养肝阴，以调和诸多理气药苦燥之性。此为燥湿相济，不仅使组方无偏胜之害，亦兼顾脾喜燥恶湿与胃喜润恶燥的生理特性。

　　脾胃病患者若素体气虚，易感外邪，此时应兼顾兼夹病证，使用表里同治之法。二诊患者新感风寒而发咳嗽，故在小柴胡汤基础上以杏苏散祛风散寒、宣肺止咳，方中苏叶、桔梗、枳壳、橘红可理肺气，也可疏理中焦，亦可治其中焦痞满，此外，患者烧心、胸膈烦热，为内有郁火，又合用栀子豉汤清三焦之火，散郁热而除烦。

【传承心得】

　　患者老年女性，既往有食道裂孔疝、慢性非萎缩性胃炎病史。以腹胀、烧心为主要表现，首诊时自觉腹中积气、矢气得舒，是中焦气机壅滞的表现，同时患者口苦，且口中异味明显，结合患者苔黄根厚腻，考虑是胃中有热，当为气滞日久生热；但患者平素畏寒，亦考虑有脾胃阳气不足，内生寒气。患者寒热错杂，故杜老选用半夏泻心汤加减辛开苦降，平调寒热。二诊时患者腹胀明显减轻，出现两胁部隐痛，口苦明显，急躁易怒，此为少阳气郁，肝胆疏泄失职，故杜老以小柴胡汤疏泄肝胆气机。仲景《伤寒论》中小柴胡汤证为少阳枢机不利，肝胆之火内郁，故以小柴胡汤和解枢机，疏泄肝胆。小柴胡汤方中以半斤柴胡为君，柴胡味苦，"主心腹、肠胃见结气，饮食积聚，寒热邪气，推陈致新"，可见柴胡是一味调气行滞的解热药；方中以柴胡与黄芩相配清泄郁热，黄芩亦有除烦之功，以姜半夏止呕，以参、枣、草健胃生津，方药对应小柴胡汤证四大主症即"往来寒热""胸胁苦满""默默不欲饮食""心烦喜呕"。小柴胡汤是和解少阳之良方，也是解热除烦之剂、健胃止呕之方。历代医家对于小柴胡汤"但见一证便是"的见解，各有千秋。成无己认为所谓的"一证"指的是"或然诸症"，柴胡证，是邪气在表里之间也，有柴胡证，但见一证便是。尤在泾认为"一证"指的是"往来寒热，胸胁苦满，默默不欲饮食，心烦喜呕"的小柴胡汤的四大症之一，并且着眼于其中的"胸胁苦满"。四大主症具其一，再结合脉象，便可以小柴胡汤主之，临床上当灵活应用。

第十节　健脾温肾止虚泻

【案例回顾】

姓名：赵某　性别：男　年龄：81 岁　初诊日期：2012 年 10 月 12 日

主诉：大便次数增多，便质稀溏 1 年。

现病史：大便稀溏不成形 1 年余，日 2～3 行，腹胀肠鸣，泄时腹部隐痛，夹有不消化食物，平素畏寒喜暖，不思饮食，食后胃脘部满闷，偶有嗳气，腰膝酸软，面色萎黄少华，体倦乏力。

刻下症：大便不成形，次数多，夹有未消化食物，夜尿频，5 次左右。

既往史：患者既往体健。否认高血压病、冠心病、糖尿病等慢性病史。否认过敏史。

望、闻、切诊：得神，未闻及异常气味及声音，大便稀溏不成形，腹胀肠鸣，腹部隐痛，可见未消化食物残渣，舌质淡，体胖大，边有齿痕，苔薄白，脉沉细而弱。

中医诊断：泄泻（肝郁脾虚）。

西医诊断：腹泻原因待查。

治法：健脾温肾疏肝，化湿行气止泻。

处方：参苓白术散合痛泻要方加减。

方药：生黄芪 20g，山药 30g，党参 20g，炒白术 12g，茯苓 15g，扁豆 15g，炮姜 6g，炒陈皮 12g，炒白芍 15g，防风 10g，炙甘草 6g，芦根 15g。

7 剂，水煎服，日 1 剂，分两次服。

2012 年 10 月 19 日二诊

服上方 7 天后，患者便质稍成形，次数未见明显减少，仍可见未消化食物，夜尿频，2～5 次，舌质淡，体胖大，边有齿痕，苔薄白，脉沉细而弱。

处方：参苓白术散合四神丸加减。

方药：党参 20g，茯苓 15g，炒白术 15g，扁豆 15g，炒陈皮 10g，山药 30g，炒薏苡仁 30g，补骨脂 15g，肉豆蔻 10g，黄连 6g，木香 10g，五味子 10g，莲子肉 10g，葛根 20g，炒白芍 10g，防风 10g。

7 剂，水煎服，日 1 剂，分两次服。

2012 年 10 月 26 日三诊

服二诊方 7 天后，大便次数较前减少，日 1 行，便质正常，可成形，排便前无腹痛，夜尿减少，2~3 次，纳可，眠安，舌淡暗，苔薄白，脉沉细无力。处方：参苓白术散合四神丸加减。

方药：党参 30g，炒白术 15g，茯苓 15g，炙甘草 5g，炒陈皮 10g，山药 30g，炒薏苡仁 30g，炒白芍 15g，补骨脂 15g，肉豆蔻 10g，五味子 10g，莲子肉 10g，葛根 20g，黄连 6g，木香 10g，焦神曲 10g。

7 剂，水煎服，日 1 剂，分两次服。

2012 年 11 月 3 日随访

患者因感冒再次就诊，询问大便情况，自诉大便可成形，日 1 行，纳可，眠可，无明显的腹胀腹痛，畏寒症状一并改善明显。

【杜师评案】

本症治疗补脾与祛湿合用，正邪兼顾，药性平和，温而不燥，临床运用除见脾胃气虚症状外，宜以泄泻，或咳嗽咳痰色白、舌苔白腻、脉虚缓为适用依据。此外，还有"抑木扶土"之意，即补脾泻肝，寓升疏于补敛之中，敛而不滞。吴崑云："泻责之脾，痛责之肝，肝责之实，脾责之虚，脾虚肝实，故令痛泻。"

泄泻之病，脏腑责之肝、脾、肾，病理因素责之湿、食、热、寒，正如《难经》所谓"湿多成五泄"。其他寒邪或暑热之邪，除了侵袭皮毛肺卫之外，也能直接影响脾胃，使脾胃功能出现障碍，从而引起泄泻，但仍多与湿邪有关。所以《杂病源流犀烛·泄泻源流》云："湿盛则飨泄，乃独由于温耳。不知风寒热虚，虽皆能为病，苟脾强无湿，四者均不得而干之，何自成泄？是泄虽有风寒热虚之不同，要未有不原于湿者也。"脾以恶湿，肾以恶寒，肝以恶滞，脾湿泄泻、肾寒泄泻、肝郁泄泻病机相异，治法相别，临证处方遣药，各循己法。脾湿之泄泻，治以健脾化湿，运脾胜湿；肾寒之泄泻，治以温肾阳暖脾胃；肝郁之泄泻，治以泻肝健脾止泻。饮食过量，宿食内停，或过食肥甘，呆胃滞脾，或多食生冷，误食不洁之物，损伤脾胃，传导失职，升降失调，而发生泄泻。《景岳全书·泄泻》谓："若饮食失节，起居不时，以致脾胃受伤，则水反为湿，谷反为滞，精华之气不能输化，乃致合污下降而泻痢作矣。"

【传承心得】

患者耄耋之年，先天衰惫，后天难充，脾肾亏虚，而病丛生。脾为后天，脾虚无以化水谷，谷物不化，则谷由胃入肠，完谷而下；水液不运，已成湿邪；湿与谷物相兼，泻下稀溏不止。肾为先天，肾虚则肾府不养而见腰膝酸软，肾阳虚则脾阳渐亏，脾肾阳弱，见腹部畏寒喜暖。脾肾亏，运化不能，则腹胀肠鸣，不思饮食，脘闷不舒，面色萎黄无华。追问病史，患者平素易急，肝旺克脾土，加重腹泻。参以舌脉，证属本虚标实，本虚以肝脾肾，标实以湿气便，治以健脾温肾疏肝，化湿行气止泻。

以参苓白术散合痛泻要方加减，为脾胃气虚，纳运失司，湿蕴气阻内生之证而设，方中党参健脾补气，山药健脾止泻，白术甘苦而温，补气健脾燥湿以扶脾虚，白芍酸凉，泻肝缓急止痛以抑肝强兼敛脾阴，防风辛香，散肝舒脾，升阳胜湿，既助白术以祛湿止泻，又合白芍使其敛而勿过，茯苓、扁豆、炒薏苡仁健脾渗湿、化湿、利湿，莲子肉补脾涩肠。本方疏肝不用柴胡，而用防风，因防风辛香升浮，入肝脾二经，一则香能入脾，舒脾升清，既升阳止泻，又助白术胜湿止泻；二则辛散入肝，能行气调肝，以复肝之疏泄，且散肝而无耗阴之弊。而柴胡虽善疏肝解郁，但只入肝胆经，而不归脾经，无胜湿止泻之功，故不用柴胡。方中白术、白芍、陈皮三药为何要用土炒？白芍借土气入脾，以增养血和脾止泻作用；白术借土气助脾，使补脾止泻力强；陈皮土炒能增温中理气燥湿作用，因脾性喜燥恶湿，三药炒香尤能燥湿醒脾。

此外，现代常用本方治疗西医的慢性肠炎、浅表性胃炎、慢性肾炎、胃肠功能紊乱、消化不良、糖尿病、肝硬化、肺源性心脏病、慢性支气管炎、恶性肿瘤放疗化疗中胃肠道不良反应等。如见腰膝酸软、下肢冷凉，加补骨脂、熟附片；下利清谷，加赤石脂、诃子、禹余粮；胃纳不香，加神曲、麦芽、谷芽；肛门灼热下坠感，加黄连、黄柏；脘腹胀痛严重，加木香、枳壳；痰多者，加法夏、陈皮。现代药理研究证实，本方具有解痉、护肝及对胃肠蠕动有兴奋和抑制的双重作用。

第十一节　温肾滋阴调便秘

【案例回顾】

姓名：金某　性别：女　年龄：47岁　初诊日期：2013年3月28日

主诉：大便干伴乏力2周。

现病史：2周前无明显诱因出现大便干燥难解，2～3日1行，下腹胀满，自觉近2周体重增长较快（具体不详），曾自行口服芪蓉润肠口服液等中成药，效果并不显著。

刻下症：大便干燥，2～3日1行，乏力，口干，双目干涩，双手胀痛，晨起为重，腹胀，排便后可缓解，排气少，纳眠可，小便调。

既往史：甲亢病史，口服优甲乐1片，1次/日。

个人史：月经20～22天一行，行经3～5天，色红。

望、闻、切诊：体型较胖，腰围较大，舌质淡红，苔薄白，脉沉细。

中医诊断：便秘（肾虚）。

西医诊断：功能性便秘。

治法：温肾益精，润肠通便。

处方：济川煎加减。

方药：当归15g，怀牛膝30g，肉苁蓉20g，生白术30g，枳壳15g，泽泻15g，生首乌30g，杏仁15g，橘红12g，瓜蒌30g，生地黄30g，生甘草5g。

7剂，水煎服，日1剂，分两次服。

2013 年 4 月 11 日二诊

服上述处方后，大便即畅，药后腹胀、手胀均得缓解，今日停药第 3 天，但停药后大便仍干，近 1 周无明显诱因出现胃脘隐痛，打嗝后胃痛缓解。近 3 天出现咽干咽痛，口腔溃疡，周身乏力减轻，纳可，寐佳，小便可，大便 2～3 日 1 行，质干色深，量可。舌淡暗，苔薄黄，脉沉细略数。处方：增液承气汤合二陈汤加减。

方药：生地黄 20g，玄参 20g，麦冬 12g，酒大黄 6g，法半夏 10g，陈皮 10g，茯苓 12g，茵陈 15g，藿香 10g，瓜蒌 30g，炒枳壳 12g，当归 15g，赤芍 20g，生甘草 6g。

7 剂，水煎服，日 1 剂，分两次服。

2013 年 4 月 25 日三诊

服上方后，胃脘胀满已无，大便规律。转治他病。

【杜师评案】

便秘治疗应当首分虚实，往往可以通过患者的排便周期、粪质、舌脉等进行辨别。诊见患者有乏力、口干、目干及脉沉细诸症，结合甲亢病史，可判断该患者为阴虚体质，该患者还是位处于围绝经期的女性，《黄帝内经》中描述"女子七七，任脉虚，太冲脉衰少，天癸竭，地道不通"，妇女在这个阶段会出现肾气渐衰，冲任亏损，精血不足的情况，津血同源，所以也容易造成津液不足，表现在大肠就会导致便秘，故辨为虚秘。辨证后就是治疗，应标本兼顾，在润肠通便的基础上补益津血。治疗本例患者时，同用两种性质相对、功用不同的药物（如寒与热、升与降、补与泻、燥与湿、散与敛等）组方，可以通过机体内在的调节系统（现时常以"双向调节"名之）作用以补不足、抑有余，调整和恢复机体的动态平衡，在调理脾胃诸法中具有重要意义。正如李时珍所言："一冷一热，一阴一阳，寒因热用，热因寒用，君臣相佐，阴阳相济，最得制方之妙，所以有成功而无偏胜之害也。"

【传承心得】

患者中年女性，既往有甲亢病史，素体阴虚内热，热盛伤津，肠道津液枯燥，故大便干结，便秘日久，肠道气机阻滞，故出现腹胀；积热熏蒸于上，则口干、眼干；胃强脾弱，脾虚则乏力。初诊治以养阴生津，理气通便为主。方以济川煎加减，方中当归、生地黄补血养阴生津兼能润肠，枳壳、橘红宣通上下之气，肉苁蓉、瓜蒌、杏仁润肠通便、养血滋阴，何首乌清热生津养阴，生白术健脾兼可润肠通便，泽泻性降而润，配合怀牛膝引药下行。用药后疗效显著，但患者停药后出现大便干，且有咽干咽痛及口疮等火热上犯之象，故二诊改用增液承气汤滋阴泄热，方中生地黄、玄参、麦冬增水行舟以滋阴通便，酒大黄通便泄热、急下存阴；患者体型较胖，胖人多痰湿，又新发胃脘隐痛，在二陈汤基础上再加用藿香、茵陈共除表里之湿，调畅内外气机；适当加用当归、赤芍凉血养血，促进口疮修复。以此攻补兼施，终获良效。杜老在治疗脾胃病方面颇有心得，以和为要，擅长使用两种性质相对、功用不同的药物，君臣相佐，取其双向调节作用，符合脾胃互为表里，一纳一化，一升一降的生理关系，体现了中医治疗以调节整体平衡为主的特点。

第十二节　清热燥湿平胃痛

【案例回顾】

姓名：刘某　性别：男　年龄：24 岁　初诊日期：2019 年 11 月 18 日

主诉：烧心 5 天。

现病史：5 日前无明显诱因出现烧心，伴食道阻塞感、嗳气，反酸不明显，未经诊治，为求中医诊疗遂来就诊。胃镜示：①反流性食管炎（A 级）；②慢性浅表性胃炎伴糜烂。

刻下症：烧心，食道阻塞感，嗳气，双耳内跳痛，右眼胀，双眼疲劳感，头面、四肢、躯干肌肉跳动感，肢体麻木，寐时多梦，凌晨四时左右易醒，后又较快即可入睡。纳可，小便调，大便溏结不调，日 3～4 行。平素喜肥甘厚腻，且焦虑情绪较甚。

既往史：脂肪肝 2 年，痛风 1 年半。否认过敏史。

望、闻、切诊：得神，未闻及异常气味及声音，舌红，苔薄黄，脉细左略弦。

中医诊断：吐酸（湿热内阻，热扰心神）。

西医诊断：①慢性浅表性胃炎伴糜烂；②反流性食管炎。

治法：清热燥湿，宁心安神。

处方：连朴饮合酸枣仁汤加减。

方药：黄连 6g，法半夏 10g，橘红 15g，茯苓 15g，厚朴 10g，紫苏梗 10g，栀子 10g，淡豆豉 15g，桑枝 30g，桂枝 10g，虎杖 15g，土茯苓 30g，丹参 15g，炒酸枣仁 30g，知母 12g，川芎 10g。

7 剂，水煎服，日 1 剂，分两次服。

2019 年 11 月 25 日二诊

患者诉服药后耳部、眼部症状好转，仍有食管后阻塞感、咽部异物感，于中日友好医院耳鼻喉科查纤维内镜示"食道肿胀"。4 天前食道反流症状加重，阻塞感明显，2 天前开始服用奥美拉唑，用量 20mg，bid，今晨反酸 1 次。刻下：食管后阻塞感、咽部异物感，嗳气频，偶有反酸，四肢肌肉跳痛感、皮肤麻木、寐时多梦易惊醒同前。纳可，小便色黄，大便溏结不调，日 2~3 行。舌红，有瘀点，苔薄黄，脉沉细弦。处方：黄连温胆汤合酸枣仁汤加减。

方药：黄连 6g，法半夏 10g，陈皮 12g，茯苓 15g，生甘草 6g，枳实 10g，竹茹 15g，当归 10g，白芍 15g，太子参 15g，炒酸枣仁 20g，知母 12g，玄参 15g，桔梗 10g，厚朴 10g，神曲 12g。

7 剂，水煎服，日 1 剂，分两次服。

2019 年 12 月 2 日三诊

患者诉服药后食道阻塞、烧灼感减轻，偶有反酸，睡眠稍有改善，2019 年 11 月 28 日胃镜结果示"反流性食管炎、浅表性胃炎伴糜烂"。现食道阻塞、烧灼感，时有耳痛、胃痛、右胁下疼痛，口微苦，食欲尚可，无腹胀，食后偶有胸闷，嗳气频，大便溏结不调。入睡尚可，多梦易惊醒。舌红，有瘀点，苔薄黄腻，舌下络脉轻度迂曲，脉弦细。处方：逍遥散合左金丸加减。

方药：当归 12g，白芍 15g，炒白术 15g，茯苓 15g，柴胡 10g，薄荷 6g，枳壳 12g，炙甘草 5g，黄连 5g，吴茱萸 3g，牡丹皮 12g，地骨皮 15g，姜半夏 10g，生百合 15g，合欢皮 12g，党参 15g，陈皮 10g，竹茹 10g，神曲 12g，川芎 6g。

7 剂，水煎服，日 1 剂，分两次服。

2019 年 12 月 23 日四诊

患者诉服药后耳痛、胁痛好转，大便明显改善，大便成形，日 1~2 行，无腹胀、反酸，食道仍有发胀感，时有胃痛，嗳气频，寐中易惊醒，醒后可入睡。舌暗尖红，苔根黄腻，舌下络脉无迂曲，脉沉细。处方：逍遥散合左金丸加减。

方药：当归 12g，白芍 15g，炒白术 15g，茯苓 15g，柴胡 10g，薄荷 6g，枳壳 12g，炙甘草 5g，黄连 10g，吴茱萸 3g，牡丹皮 12g，地骨皮 15g，姜半夏 10g，生百合 20g，合欢皮 12g，党参 20g，陈皮 10g，竹茹 10g，神曲 12g，厚朴 10g。

7 剂，水煎服，日 1 剂，分两次服。

7 剂后诸症渐平，守方加减以稳固疗效。

【杜师评案】

患者湿热中阻发为吐酸，经前两次诊治，湿热渐轻，三诊时肝郁脾虚之证显露，故改用柔肝运脾之法，方中逍遥散合左金丸。以归、芍柔肝养阴，白术、茯苓健脾益气，以柴胡、薄荷疏肝理气。柴胡具升散之性，散风以平肝木，同时柴胡与芍药相伍可养肝平肝，而柴胡、枳壳、芍药、甘草又具四逆散之意，可通阳郁。黄连、吴茱萸取左金丸之意，黄连清心火，吴茱萸平肝，二者相合，火不克金则金平而制木，木平则不克土，木条达则无郁以化火，无火则无以生酸。逍遥散常合用丹皮、栀子，丹皮可清血中伏火，栀子清理上、中、下三焦之火，利尿退黄，然利尿可伤肝，此例中法宜柔肝，且患者有胃痛症状，用药不宜寒凉，故栀子不可用，改以地骨皮代之，地骨皮性味平和，可清虚热凉血。本例患者几次就诊均诉寐差，前用酸枣仁汤疗效欠佳，后参百合半夏汤之意，以百合养心肺之阴而清虚热，而半夏可通阴阳，加用合欢皮解郁安神，陈皮、竹茹和胃理气；对于心虚胆怯易受惊吓者，常将党参与合欢皮或酸枣仁合用。

【传承心得】

《证治汇补·吞酸》有云："大凡积滞中焦，久郁成热，则木从火化，因而作酸者，酸之热也；若客寒犯胃，顷刻成酸，本无郁热，因寒所化者，酸之寒也。"本患者长期饮食肥甘厚腻之品，损伤脾胃，脾胃虚弱，根据其情绪焦虑、眼胀可知患者存在肝气不舒，所以考虑其因脾胃虚弱，肝郁化热犯胃，导致胃失和降，又因脾虚湿蕴，内阻气机，故见食道阻塞感，因酸随气上逆食道，故见食道烧灼感，并见反酸、嗳气；湿与热胶着可见皮肤麻木、大便溏结不调以及舌红苔黄腻等。杜老在前二诊次分别应用了连朴饮及黄连温胆汤，均是以清热燥湿、理气和中为主。两诊均以黄连为主，清热燥湿，以厚朴理气化湿，半夏化湿和中，初诊时用焦栀、香豉清郁热、除烦闷；二诊时改用竹茹清热化痰、止呕除烦；加用枳实、陈皮增强理气之功。三诊时患者食道阻塞、烧灼感减轻，出现胃痛、胁痛、口微苦症状，湿热渐轻，肝郁明显，热扰心神，杜老改用逍遥散疏肝解郁，同时配合左金丸清泻心肝之火和胃热。四诊杜老均用到黄连，黄连苦寒，入胃与大肠经，擅除中焦湿热，同时入心、肝经，还能清心泻肝，对于本例患者既有湿热中阻又见肝火扰心，尤为适用。

第十三节　辛开苦降和胃脘

【案例回顾】

姓名：马某　性别：女　年龄：66 岁　初诊日期：2019 年 10 月 28 日

主诉：间断胃胀、胃痛 40 余年，加重 1 月余。

现病史：40 多年前无明显诱因开始出现胃胀、胃痛，曾被诊断为"慢性萎缩性胃炎"，自诉胃胀、胃痛反复发作，伴反酸、恶心及头痛症状，自服胃苏颗粒症状可稍缓解。1 个多月来胃胀、胃痛症状加重，头痛范围较前扩大，伴头重脚轻感，为求中医诊治前来就诊。

刻下症：胃胀、胃痛，伴反酸、恶心、头痛，无口苦，偶有口干，不欲饮水，食凉即反酸、流口水。动则汗出，夜汗不多。上半身怕热，下半身畏寒，乏力少气，偶有胸闷心慌，善太息。大便不畅，需服用便通胶囊辅助排便，小便短赤频数。

既往史：尿道炎 20 余年，耳鸣 2 年。

望、闻、切诊：得神，未闻及异常气味及声音，舌淡，尖微红，苔白腻，脉弦细，左关滑。

中医诊断：胃痛（肝脾不和，寒热错杂）。

西医诊断：慢性萎缩性胃炎。

治法：调和肝脾，平调寒热。

处方：半夏泻心汤合都梁丸加减。

方药：姜半夏 10g，黄连 6g，黄芩 10g，干姜 10g，太子参 20g，当归 15g，白芍 20g，炙甘草 6g，香附 12g，枳壳 15g，生白术 30g，延胡索 10g，川芎 10g，白芷 10g，厚朴 10g，神曲 15g。

7 剂，水煎服，日 1 剂，分两次服。

2019 年 11 月 4 日二诊

患者诉服上药后起初胃胀、胃痛缓解明显，排气排便通畅，后则胃胀、胃痛有所反复；头痛较前明显缓解，唯余颠顶及右侧头部时感头晕、头胀；尿色、尿量较前改善。自诉药后第 3 日出现唇黏、咽痛，自觉有痰难以咳出，大便不爽。近 2 日胃胀复作，胃中烧灼感，昨日夜间伴反酸、咳嗽、胸闷、嗳气。现胃胀，胃中烧灼感，心下胃脘处怕冷，偶有反酸，颠顶及右侧头部时感头晕、头胀，胸中烦闷，咳嗽、咽痛，痰少难咳，唇黏，大便不爽、排不尽感，纳一般，小便调。舌淡暗，苔白腻，脉弦细少力。处方：半夏泻心汤合平胃散加减。

方药：姜半夏 10g，黄连 6g，黄芩 10g，干姜 6g，橘红 15g，茯苓 15g，枳壳 15g，炙甘草 6g，太子参 15g，苍术 10g，厚朴 10g，白芍 15g，杏仁 10g，桔梗 10g，川芎 10g，当归 15g。

7 剂，水煎服，日 1 剂，分两次服。

2019 年 11 月 18 日三诊

患者诉服药后乏力较前明显缓解，自觉服药后肠鸣音增加，胃胀、胃痛、反酸仍反复发作，夜间尤甚，尿量较前减少，口中酸味，痰少质黏，偶有颠顶胀痛，耳鸣、心悸，大便不畅，尿不尽感，纳食不香，寐尚可，多梦。舌淡暗，苔灰黄燥，脉沉细无力。处方：半夏泻心汤合旋覆代赭汤加减。

方药：姜半夏 10g，黄连 5g，黄芩 10g，干姜 6g，太子参 15g，茯苓 15g，泽泻 15g，炙甘草 6g，瓦楞子 15g，枳壳 15g，生白术 15g，旋覆花 10g（包煎），代赭石 30g（先煎），当归 15g，川芎 10g，生薏苡仁 30g。

7 剂，水煎服，日 1 剂，分两次服。

【杜师评案】

患者的主要病机为虚实夹杂，寒热错杂，上热下寒。患者脾胃虚寒夹热，寒而化热，源于中焦虚弱，运化失职，湿与热、与寒相搏结。以半夏泻心汤为基础，辛开苦降，虚实兼顾，寒热并用；加厚朴以化湿，伍半夏理气宽中，化湿降逆；用生白术、太子参配合甘草、干姜，行健脾、益气、温中之效，加神曲以助消化。胃痛常用香附、枳壳、当归、芍药、甘草、延胡索等理气活血止痛。泻心汤实际上是从柴胡剂变化而来的，此患者为上热下寒，故用此方。

【传承心得】

本患者反复发作胃痛、胃胀，中焦气机不利，兼见反酸、恶心等胃气上逆的表现，同时患者病史长、病势缠绵，脾胃虚弱，"食凉即反酸"是中虚失运的体现；结合患者乏力少气、动则汗出及口干不欲饮、上热下寒的症状表现，综合考虑本患者虚、实、寒、热兼具，气机不利，升降失常。杜老在临床诊治时抓住了本患者虚实夹杂、寒热错杂的病机，在三个诊次中均以半夏泻心汤为主方，辛开苦降，寒热并调。半夏泻心汤方出自《伤寒论》，原治小柴胡汤证误下所致寒热错杂的心下痞证，方中以半夏辛温散结除痞，和胃降逆，以干姜辛热温中散寒，以芩、连二味苦寒降泄、清泄里热，以人参、炙甘草、大枣三味，甘温益气，健脾补中。七药合用，使寒去热清，气机得畅，升降复常。

本患者主要症状表现突出，但兼证亦较多较杂，杜老在辨治时除契合主要病机选用半夏泻心汤外，还善于抓住患者每诊的主要兼证灵活合方化裁。一诊时患者头痛明显，故杜老合用《景岳全书》之都梁丸，以白芷、川芎二味散风止痛，虽药味仅二，但头痛症状改善明显。二诊时，患者诉唇黏、有痰难咳、大便不爽且有排不尽感，考虑为中焦失运、痰湿留滞所致，故杜老改合用平胃散加强燥湿运脾、理气化痰之力。三诊时，患者反酸较著则合用旋覆代赭汤助胃气和降，并以瓦楞子制酸止痛。此类胃痛、胃痞等病证，患者就诊时常诉其症状繁杂，辨治时需仔细分辨虚实孰多孰少、寒热孰轻孰重，才能谨守病机、治疗有道。

第十四节　养阴调平顺胃气

【案例回顾】

姓名：张某　性别：男　年龄：64 岁　初诊日期：2013 年 6 月 22 日

主诉：间断胃痛 3 月余。

现病史：患者 3 个月前因饮食辛辣后出现间断胃脘部隐痛，饥饿时明显。于外院行胃镜示：慢性萎缩性胃炎，幽门螺杆菌检测（－）。未予重视，未经系统治疗。此后患者胃脘部时有隐痛，曾自服"胃苏颗粒"等中成药，疗效不显。

刻下症：胃脘隐痛，嘈杂发热，喜食凉食，伴腹胀，呃逆，口苦，大便不规律，4～5 日 1 行，大便不成形，纳少，眠可，咽部发痒，疼痛。

既往史：患者既往体健。否认高血压病、冠心病、糖尿病等慢性病史。否认过敏史。

望、闻、切诊：得神，胃脘部轻压痛，呃逆有声，未闻及异常气味，舌质暗，边有齿痕，苔黄，脉弦滑。

中医诊断：胃痛（胃阴亏虚，虚热上扰）。

西医诊断：慢性萎缩性胃炎。

治法：益胃养阴，清除虚热。

处方：沙参麦冬汤合半夏泻心汤加减。

方药：麦冬 15g，北沙参 15g，生地黄 20g，竹茹 10g，法半夏 10g，黄连 6g，黄芩 10g，干姜 5g，白芍 20g，当归 15g，陈皮 15g，枳实 12g。

7 剂，水煎服，日 1 剂，分两次服。

2013 年 6 月 29 日二诊

服上方后自觉胃脘隐痛明显减轻，腹胀亦减轻，口苦较前减轻。时有呃逆，饮食量少，眠可，二便调。舌质红，苔黄腻，脉弦滑。法当降逆止呃。

处方：旋覆代赭汤加减。

方药：旋覆花 10g（包煎），代赭石 30g（先煎），姜半夏 10g，党参 20g，生白术 30g，枳实 15g，瓜蒌 30g，黄芩 10g，当归 15g，赤芍 15g，熟大黄 10g，炙甘草 5g，生薏苡仁 45g，杏仁 10g，厚朴 10g，神曲 15g。

7 剂，水煎服，日 1 剂，分两次服。

2013 年 7 月 6 日随诊

患者诉已无明显呃逆，饮食增加。未再服药。嘱患者勿食生冷、油腻，避免过劳，调畅情志。

【杜师评案】

本患者为老年男性，中焦不足，气机不畅，饮食不节，损伤胃阴，故而胃脘隐痛，嘈杂发热，喜凉食。中焦气机不畅，脾胃运化失常，胃气上逆，则见腹胀、呃逆、便秘。虚火上扰则口干口苦。舌质暗，苔黄，有齿痕，脉弦滑，为胃热兼脾虚之表现。综合舌脉，四诊合参，均为脾胃虚弱，胃阴不足，虚火上扰之象。气病为胃病的始动环节，注重胃以通为用、以降为顺、以和为贵的理论。因此胃病的各种治疗法则，最终以恢复胃的通降功能为目标。中焦气机通畅，脾升胃降，则气血化源充足，五脏六腑得以充养，疾病自愈。胃喜润恶燥，治疗胃病阴虚者常用沙参、麦冬、白芍、石斛、玉竹、天花粉等养阴生津。故首诊选用沙参麦冬汤为主方，滋阴清热，再加入半夏泻心汤辛开苦降，斡旋中焦气机，收效明显。二诊诸症好转，阴液渐复，但中焦仍有痰湿，故更侧重于调理中焦，恢复中焦气机。故去沙参、麦冬、生地黄，以防滋腻，在首诊基础上，以旋覆花、代赭石为君药降逆，加入理气、清热、健脾、消食、化痰之药，以调理气机、化痰健脾。临床治疗胃病应关注病因，治病求本，不拘泥于古法，严谨而灵活，故可屡获佳效。

【传承心得】

沙参麦冬汤出自《温病条辨》，甘寒生津、清养肺胃，主治胃阴不足；半夏泻心汤出自《伤寒论》，寒热平调、消痞散结，是历代医家青睐的经典方。辨治胃病，法虽不一，然最终的治疗根本是"助胃通降"。首分虚实，再分寒热。寒性胃痛，壮火暂补，少火缓温；热性胃病，慎用大寒峻凉之品，恐折脾胃阳气，可用清凉滋润之药物，如雨露洒洒；寒热错杂性胃病，泻心汤主之，寒热平调。对于二者的运用也应独具匠心，别出心裁，临证中应细细体会半夏泻心汤的辛开苦降特点，方能信手拈来，方可疗效彰显。

第十五节 疏肝和胃解胃痛

【案例回顾】

姓名：李某 性别：男 年龄：55 岁 初诊时间：2013 年 1 月 21 日

主诉：间断胃脘部疼痛 8 年，加重 10 余天。

现病史：8 年前无明显诱因出现间断性胃脘部隐痛，伴胁肋部微胀，偶有脘痞，饭后呃逆，食欲减退。行胃镜检查示：慢性浅表性胃炎，幽门螺杆菌（－）。未予重视，未规律治疗。近 10 余天无明显诱因胃脘部疼痛加重。

刻下症：胃脘部隐痛、痞闷，呃逆，伴反酸，喜食温热，晨起口苦，胁肋部微感胀痛，纳少，睡眠差，小便可，大便日 2 行，不成形。平素性情急躁。

既往史：患者既往体健。否认高血压病、冠心病、糖尿病等慢性病史。否认过敏史。

望、闻、切诊：得神，面色红润，呃逆声高，胃脘部无按压痛，未闻及异常气味。舌质淡暗、胖大，苔薄白，脉弦细。

中医诊断：胃痛（肝胃不和）。

西医诊断：慢性胃炎。

治法：疏肝理气，和胃降逆。

处方：左金丸合温胆汤加减。

方药：黄连6g，吴茱萸3g，苏梗10g，香附10g，陈皮10g，姜半夏10g，茯苓15g，枳壳12g，竹茹10g，高良姜10g，白芍15g，炙甘草5g，神曲12g，炒麦芽15g。

7剂，水煎服，日1剂，分两次服。

2013年1月28日二诊

患者服上方后呃逆、胃脘痞闷感较前稍减，胁肋部胀痛感缓解，纳食增加，仍反酸，晨起口苦，食冷后胃脘部疼痛加重，乏力，眠差，二便调。舌质淡暗，边有齿痕，苔白腻，脉弦弱。处方：良附丸合温胆汤加减。

方药：高良姜10g，炒香附15g，姜半夏10g，陈皮12g，茯苓15g，白芍20g，炙甘草5g，桂枝10g，炙黄芪20g，枳实10g，竹茹10g，炒苦参15g。

7剂，水煎服，日1剂，分两次服。

随访

患者二诊后诉胃脘部疼痛好转，未再发作。另外嘱咐患者若再出现食凉后胃痛，可自服些胡椒粉、生姜水，可以暖胃、健胃、止痛、驱寒。

【杜师评案】

胃痛的发病原因多样，病因病机复杂，有时患者可能由多种原因致病，故需分清主次，审证求因，审因论治。邪盛以祛邪为急，正虚以扶正为先，虚实夹杂者，则当扶正祛邪并举。治疗以理气和胃止痛为主，胃为腑，腑"泻而不藏"，以通降为顺，"通则不痛"，故应善用通法。在辨证论治的过程中，需要从广义的视角来理解"通"法：胃寒者，散寒即所谓通；食停者，消食即所谓通；气滞者，理气即所谓通；热郁者，泄热即所谓通；血瘀者，化瘀即所谓通；阴虚者，养阴即所谓通；阳虚者，温阳即所谓通。根据不同的病机采用相应的治法。本例患者辨证为肝胃不和，故"和"则为"通"，法当疏肝和胃，方选左金丸加减。左金丸出自元代朱震亨《丹溪心法》，由黄连、吴茱萸两味药组成。《成方便读》评述左金丸曰："黄连苦寒入心，直折心火，不特实则泻其子，且使火不刑金，则金令得以下行，而木自平矣。吴茱萸辛热，能入厥阴，行气解郁，又能引热下行，且引黄连入肝，一寒一热，一苦一辛，同治厥阴气火有余，故疝气之偏于热者，亦能取效耳。"

【传承心得】

胃痛的发病，多与情志不遂、饮食不节有关，患者平素性情急躁，病情日久肝气横逆犯胃，胃中气机不通，不通则痛，发为胃痛；肝胃不和，胃气上逆则呃逆、反酸；脾胃失和，故纳少、便溏。肝失疏泄，故口苦、胁肋胀痛。《素问·逆调论》曰："胃不和则卧不安。"阳明胃气逆于上，扰乱心神，则睡眠差。初诊以疏肝和胃、降逆止呕为主，方用左金丸合温胆汤加减。《医学原理》载："以黄连之寒胜火除热，佐吴茱萸之辛散郁，为肝经引使。"方中黄连苦寒而泻心火，肝为心之母，心火得泻则肝火可清，又黄连能清胃火，故可肝胃同治；吴茱萸辛热，入厥阴经，一方面可疏肝，另一方面可制黄连苦寒之性。两药相伍，共奏疏肝和胃、降逆止呕之功。二诊出现胃脘冷痛，故以良附丸为主方，良姜性味辛热，入脾、胃经，具有散寒止痛、温中止呕之功；香附乃"气病之总司""气中之血药"，具有疏肝解郁、理气宽中之效，二药相合，温胃散寒，理气止痛。杜老临证同时亦重视预防，尤其强调精神与饮食的调摄。叮嘱患者养成有规律的生活与饮食习惯，忌暴饮暴食、饥饱不均。保持乐观的情绪，避免过度劳累与紧张也是预防本病复发的关键。

第十六节　行气解郁消胃痛

【案例回顾】

姓名：万某　性别：女　年龄：20岁　初诊日期：2018年7月10日

主诉：胃痛3年。

现病史：3年前因高考备考压力大出现胃痛胃胀，呈痉挛性疼痛，饱食后加重，持续约2小时后缓解，查胃镜未见明显异常。长期服用促胃动力药及助消化药后未明显改善，今为系统中医治疗来诊。

刻下症：间有痉挛性胃痛，胃胀、嗳气，无反酸烧心，身觉忽凉忽热，易紧张，多汗，喜热饮，纳眠可，二便调。

既往史：患者既往体健。否认高血压病、冠心病、糖尿病等慢性病史。否认过敏史。

望、闻、切诊：得神，面色萎黄，胃脘部按压痛，嗳气阵阵，舌淡红、苔薄黄微腻，脉细弦。

中医诊断：胃痛（肝胃不和）。

西医诊断：功能性胃肠病。

治法：疏肝解郁，理气和胃。

处方：四逆散合香苏饮加减。

方药：柴胡 10g，炒白芍 15g，炒枳实 10g，炙甘草 5g，炒川楝子 10g，醋香附 12g，苏梗 10g，陈皮 12g，姜半夏 10g，醋延胡索 10g，炒苍术 10g，当归 12g，厚朴 10g，炒神曲 15g，川芎 10g。

7 剂，水煎服，日 1 剂，分两次服。

随访

患者胃痛明显减轻，胃胀、嗳气消除，故未继续就诊。

【杜师评案】

《内经》中说，"六腑者，传化物而不藏，故实而不能满"，"是以升降出入，无器不有"，"出入废则神机化灭，升降息则气立孤危"，"六腑以通为用，以降为顺"，"胃宜降则和，六腑以通为补"。脾升胃降，对于脾胃系疾病一定要根据脾胃的生理特点来升清降浊。患者紧张时胃胀发作，肝气不畅就会木乘土，导致胃不通降，故治以疏肝理气。另外，瘀血是从气波及血，多为久病入络，故重视活血通络，但这个患者还处于初期，以胀为主，伴有胃痛，所以证以气滞为主，还没有波及血分。用香苏饮和四逆散都是行气解郁的思路，内伤杂病中"百病皆生于气"，气是疾病发展及转归的关键，临床要注重疏通气机、调和气血，疏、宣、升、降、补并用。

【传承心得】

患者年轻女性，备考紧张后出现胃胀胃痛，情绪波动时容易发作。因高考时过度精神紧张，肝郁气滞。肝木克脾土，导致胃不通降，见胃胀胃痛。肝失疏泄，所以见月经不规律、痛经（未记录月经）。方以香苏饮合四逆散加减，再配合金铃子散。香苏饮行气消胀，四逆散为理气第一方，金铃子散化瘀止痛。由于患者见舌苔薄黄微腻，故加半夏、厚朴、苍术，燥湿的同时消痞，再加上苍术、香附、川芎、神曲，可以行气解郁，治疗胸膈痞闷、脘腹胀痛，这几味药也体现了越鞠丸治郁的理法。

第十七节　甘温建中止胃痛

【案例回顾】

姓名：周某　性别：女　年龄：72 岁　初诊日期：2014 年 2 月 25 日

主诉：间断胃脘部隐痛近 20 年，加重 7 月余。

现病史：近 20 年来，患者胃脘部隐痛反复发作，于某医院诊断为"慢性胃炎"，曾服用多种西药治疗，仍有反复。7 个多月前，胃脘部疼痛加重，于外院查胃镜示十二指肠溃疡、幽门螺杆菌（＋）。

刻下症：胃脘部隐痛，喜热食，肩背疼痛，左手环指及小指麻木，自觉全身燥热，无汗出，手足不温，口干，夜间饮水 2 次，纳可，寐安，二便调。

既往史：患者既往体健。否认高血压病、冠心病、糖尿病等慢性病史。否认过敏史。

望、闻、切诊：舌质暗、苔薄黄微腻，脉弦浮虚大。

中医诊断：胃痛（中焦虚寒，湿热内蕴）。

西医诊断：十二指肠溃疡。

治法：温养中焦，调和气血，佐以化湿清热。

处方：黄芪建中汤合良附丸加减。

方药：生黄芪 20g，白芍 30g，桂枝 10g，炙甘草 6g，高良姜 10g，香附

10g，陈皮 10g，苏梗 10g，蒲公英 20g，炒麦芽 20g，金银花 15g。

7剂，水煎服，日1剂，分两次服。

2014 年 3 月 4 日二诊

胃脘隐痛不适基本未发作，仅留肩背疼痛及上肢畏寒麻木之感，遇寒则甚，得温则缓，舌暗淡、苔黄腻，脉弦。处方：归芪建中汤合黄芪赤风汤加减。

方药：生黄芪 30g，桂枝 10g，赤芍 20g，炙甘草 6g，当归 15g，川芎 10g，防风 10g，苍耳子 10g，葛根 15g，黄芩 10g，片姜黄 10g，细辛 3g。

7剂，水煎服，日1剂，分两次服。

随访

药后诸症减轻，胃脘隐痛基本无再反复。

【杜师评案】

黄芪建中汤出自《金匮要略·血痹虚劳病脉证并治》，由"小建中汤内加黄芪一两半"化裁而来。《绛雪园古方选注》认为小建中汤中"芍药、甘草有戊己相须之妙，胶饴为稼穑之甘，桂枝为阳木，有甲己化土之义。使以姜、枣助脾与胃行津液者，血脉中之柔阳，皆出于胃也"。《名医别录》中则载黄芪"主治妇人……腹痛泄利，益气，利阴气"，故小建中汤加黄芪可用治"虚劳里急，诸不足"。秦伯未先生、董建华院士临床均常用此方治疗胃病偏于虚寒者，尤其秦老根据消化性溃疡"久痛，虚寒胃痛常发生在空腹，得食或温暖，天冷容易发作"的特点，认为其主要病机在于脾胃虚寒而夹气、夹食、夹热，明确基本治则当温养中焦，以黄芪建中汤为主方加减变化。

【传承心得】

本例患者为老年女性，胃病日久，成虚损之证。胃脘部隐痛、喜热食，为脾胃虚寒之象；阳虚不能温化水饮，痰湿内蕴，化热伤阴，见手足不温、口干、身燥热、苔薄黄微腻等症；气血生化乏源，无力温通，则见肩背疼痛、手指麻木。方用黄芪建中汤以温养中焦，助气血生化；《良方集腋》谓良附丸"治……胃脘有滞……多因恼怒及受寒而起"，用高良姜、香附温通气血；佐以蒲公英、金银花清热利湿解毒，陈皮、苏梗、麦芽理气和胃。复诊胃痛基本消失，唯留肩背痛、手麻之症，遂加当归、川芎行血和血，并用防风、苍耳子、葛根、姜黄、细辛等散风除湿、舒通筋脉，全方以归芪建中汤为主方，尚寓黄芪赤风汤之意于其中，加强温通气血之效，气血因和，诸症渐平。

第十八节　气血同治平心悸

【案例回顾】

姓名：张某　性别：女　年龄：62 岁　就诊日期：2019 年 12 月 6 日

主诉：心悸伴间断胸痛半年，加重 1 天。

现病史：半年前因劳累出现心悸，夜间尤甚，伴间断胸痛，疼痛隐隐，自服速效救心丸可缓解，此后心悸间断发作。近日心悸加重，入睡困难，需服用艾司唑仑辅助睡眠，为求进一步中医治疗来诊。

刻下症：疲倦，时有心悸，夜间尤甚，劳累时心悸易发，伴间断胸骨后隐痛，白天左腋下部时有不适，偶有后背隐痛不适。时有午后头晕，无头痛，纳可，胃畏寒，食凉易腹泻，偶反酸。多梦，常梦见逝者。无呃逆嗳气，大便日 2 行左右，不成形，小便调。

既往史：患者既往体健。否认高血压病、冠心病、糖尿病等慢性病史。否认过敏史。

望、闻、切诊：神清，呼吸匀称，舌淡暗，边有齿痕，苔薄黄略腻，脉沉细无力而缓。

中医诊断：心悸（气虚痰扰，心神失养）。

西医诊断：心律失常。

治法：益气健脾，温阳化痰。

处方：六君子汤合桂枝甘草汤加减。

方药：丹参 20g，党参 20g，姜半夏 10g，陈皮 12g，赤芍 15g，茯苓 15g，炙甘草 6g，桂枝 10g，炒白术 15g，山药 20g，乌贼骨 15g，葛根 20g，炮姜 6g，扁豆 15g，郁金 10g，焦山楂 15g。

14剂，水煎服，日1剂，分两次服。

2019年12月20日二诊

药后胸痛减轻，夜间2点左右时有心悸，睡眠好转但仍入睡困难，多梦减少。现偶有心悸，右胁痛，左腋下痛，反酸，头痛，无胸闷。气短乏力，纳可，大便每日2行，便溏，小便可。舌淡红，苔黄腻，脉弦细。处方：异功散合酸枣仁汤加减。

方药：太子参20g、炒白术15g、茯苓15g、炙甘草6g、陈皮10g、枳壳15g、白芍15g、柴胡10g、川芎10g、丹参20g、当归12g、乳香10g、没药10g、炒枣仁20g、远志10g、神曲12g。

7剂，水煎服，日1剂，分两次服。

2020年1月3日三诊

服上方后，心悸减轻，无心痛，气短乏力减轻，眠好转，无噩梦，反酸减。现仍入睡难，腋下疼，无胁痛，无头痛头晕。纳可，无饭后腹胀，大便日2行，不成形。近一周腰酸痛，牵涉到膝盖以上疼痛，热敷后痛减。辅助检查：心电图未见异常。CT检查示：两肺支气管血管束增多，右肺下叶肺大泡，局部胸膜略增厚。舌淡红，苔黄，舌下络脉稍紫，脉弦细，关滑。处方：四逆散合酸枣仁汤加减。

方药：柴胡10g、赤芍15g、枳壳15g、炙甘草6g、姜半夏15g、橘核15g、茯苓15g、白芍30g、党参20g、丹参20g、当归15g、熟地黄30g、川芎12g、炒枣仁30g、知母12g、细辛3g。

7剂，水煎服，日1剂，分两次服。

【杜师评案】

《金匮要略》称心悸为"心动悸""心下悸""心中悸"，《丹溪心法》认为心悸责之虚与痰。患者劳累后易心慌，后半夜睡眠差，主要就是气血的问题，治疗上采取心肺同治，选方六君子汤合桂枝甘草汤加减。党参、丹参一气一血，配合赤芍入气分和血分。气分方面，加桂枝、甘草以温通阳气。桂枝辛温，甘草甘温，二者辛甘化阳，是张仲景治心阳虚常用的药对。在桂枝去芍药汤、桂枝去芍药加附子汤、炙甘草汤等方剂中皆有桂枝和甘草的配伍，故桂枝甘草汤是温通心阳最基本的方剂。《伤寒论》补心阳用桂枝、甘草，补脾阳用甘草、干姜，补肾阳用附子、干姜，这些针对不同脏腑的阳虚用不同的药对，是应当注意总结运用的。另外，方中白术、茯苓、山药、甘草健脾益气。患者大便不成形，疲倦乏力，脾虚明显、清阳不升，用药取参苓白术散之义，前面有参苓术草，加山药、扁豆、炮姜渗湿温中止泻，加葛根升清，改善血流量，利于心脏功能恢复，是心脑血管病的常用药。患者反酸、消化不良，加乌贼骨制酸。山楂、葛根化瘀改善循环。山楂、葛根、郁金与丹参、赤芍配合，纠正心脏供血不足。

【传承心得】

心为十二官之主，主血脉，藏神明，心气推动血液运行，心血濡养心神。心悸发病有虚实两端，虚证为气血阴阳亏损；实证为痰火扰心、水饮凌心、心血瘀阻；虚实常相互夹杂转化。患者劳累后容易心慌，心慌又导致后半夜睡眠不好，因此多从气血的方面来考虑。"诸气者，皆属于肺"，"肺者，气之本"，"诸血者，皆属于心"，气血方面的问题多考虑到心肺，首诊选用六君子汤益气健脾、燥湿化痰；桂枝甘草汤温阳通脉。二诊患者心悸、心痛减轻，舌苔厚腻，六君子汤去半夏换方为异功散，重在益气健脾；仍入睡困难，舌苔黄，热象明显，用《金匮要略》酸枣仁汤养血安神，清热除烦。患者兼有肢体疼痛，不通则痛，以乳香、没药活血化瘀止痛。三诊患者心悸、心痛、乏力均明显减轻，杜老认为内伤杂病多为"百病生于气"，遂予四逆散疏肝理气，调畅气机，患者睡眠较前好转，但仍存在入睡困难，故继续服用酸枣仁汤以安神助眠。

第十九节　清化痰热安心绪

【案例回顾】

姓名：刘某　性别：男　年龄：41 岁　初诊日期：2013 年 8 月 14 日

主诉：间断心慌 2 年余。

现病史：2 年前无明显诱因出现心慌，于阜外医院诊断为"阵发性房颤"，予射频消融术后心慌较前缓解。此后患者间断口服比索洛尔、美托洛尔等控制心率，疗效尚可，现为求中医诊治来诊。

刻下症：心慌时作，伴汗出、乏力，每次发作持续十几秒后缓解，每日发作数次。偶有胸闷，咳大量白色黏痰，咽部有如痰堵，少腹胀痛。纳可，大便日 2 行，便质稀，入睡困难。

既往史：患者既往体健。否认高血压病、冠心病、糖尿病等慢性病史。否认过敏史。

望、闻、切诊：少神，未闻及异常气味及声音，心慌，心率 92 次/分，舌体胖大，舌红，苔薄黄，中有裂纹，脉沉细。

中医诊断：心悸（痰热扰心）。

西医诊断：心律失常。

治法：化痰清热，养心安神。

处方：黄连温胆汤加减。

方药：黄连 10g，法半夏 10g，陈皮 12g，茯苓 15g，枳实 10g，竹茹 10g，炙甘草 6g，太子参 15g，丹参 15g，苦参 15g，炒白术 12g，神曲 12g，菖蒲 15g，远志 10g。

7 剂，水煎服，日 1 剂，分两次服。

2013 年 8 月 23 日二诊

服上药后，心慌发作频次减少，胸闷、腹胀亦明显缓解，咳痰量减少，舌体胖大，舌质红，苔薄黄，中有裂纹，脉沉细。继服上方。

随访

已停服美托洛尔等控制心室率药物，心慌未再发作。

【杜师评案】

黄连温胆汤由黄连、半夏、陈皮、茯苓、竹茹、枳实、甘草、生姜等组成，出自《六因条辨·卷上》。黄连温胆汤适用于痰热内壅证，以及由痰热所引起的头晕、心悸、纳差等其他病证，皆为温胆汤的适用证。方中黄连苦寒清上焦热，直折心火，半夏降逆和胃，燥湿化痰，陈皮理气燥湿化痰，茯苓健脾渗湿消痰，以绝生痰之源，枳实行气消痰；竹茹清热化痰，止呕除烦。制方精当，药专力宏，若病机与痰、浊、湿、热相关，拘其法而不泥其方，随证加减，可获良效。临证运用时以胸闷、心烦、脘胀、舌苔（黄）白厚或黄腻、脉滑数为辨证要点。临床报道也见于治疗痴呆、心律失常、脑出血后遗症、肺炎性假瘤、胃脘痛、泄泻、消渴、呃逆、胸痹心痛等证属痰热中阻者。现代药理研究表明，黄连温胆汤有抑制和杀灭幽门螺杆菌的作用。关于中药药理学，在临证之时可作为参考，但不应将其作为用药的主要依据，仍然要根据中医理论辨证论治，仅在临证加减时，可以酌情选用既符合辨证观念又有现代药理学研究基础的药物，不可舍本逐末。对于已经证实有效的中药，在辨证论治的框架下，衷中参西，优势互补，以提高临床疗效。

【传承心得】

本患者为中青年男性，根据症状属中医"心悸"的范畴，属本虚标实之证。气阴不足，痰瘀阻络，致使三焦气机不畅，治疗以通利三焦气机为首要，方中黄连温胆汤清热燥湿、理气化痰为君方，调理上焦（心肺）、中焦（脾胃）气机加入太子参、丹参、苦参，起益气养阴、活血祛瘀之功效。同时，现代药理学研究证明苦参中含有苦参碱，对房颤有效，可以控制异位心律。白术、神曲健脾益胃、消积除滞，使中焦气机通畅。菖蒲、远志交通心肾、安神定志。心悸除了本案证型外，临床亦可见其他证型：心虚胆怯证，表现为心悸不宁、善惊易恐、坐卧不安、少寐多梦而易惊醒、食少纳呆、恶闻声响，苔薄白，脉细略数或细弦，治以镇惊定志、养心安神，方予安神定志丸。心脾两虚证，表现为心悸气短、头晕目眩、少寐多梦、健忘、面色无华、神疲乏力、纳呆食少、腹胀便溏，舌淡红，脉细弱，治以补血养心、益气安神，方予归脾汤。阴虚火旺证，表现为心悸易惊、心烦失眠、五心烦热、口干、盗汗、思虑劳心则症状加重，伴有耳鸣、腰酸、头晕目眩，舌红少津，苔薄黄或少苔，脉细数，治以滋阴清火、养心安神，方予黄连阿胶汤。此外，还有心阳不振证、水饮凌心证、心血瘀阻证等，临床应审慎辨证。

第二十节 平肝潜阳抑头晕

【案例回顾】

姓名：赵某 性别：男 年龄：58 岁 初诊时间：2019 年 11 月 30 日

主诉：反复头晕 4 年余，加重 1 周。

现病史：4 年前无明显诱因反复出现头晕，每于情志激动时头晕加重，伴有头痛，颠顶胀痛，眼胀，无复视、视物旋转，无肢体活动不利、言语不利，无恶心、呕吐等症状，曾就诊于当地医院，最高血压为 175/90 mmHg。诊断为高血压病 2 级（很高危组）、高尿酸血症、2 型糖尿病、高脂血症，予相应西医治疗。4 年来患者反复头晕，情绪激动时加重，规律口服降压药及多次服用中药治疗，效果一般。1 周前，患者与家人争吵后头晕加重，故来就诊。于门诊测得血压 173/105mmHg。

刻下症：头晕，眼胀，神倦、乏力，急躁易怒，视物模糊，纳可，大便每日 3~4 次，不成形，小便可。

既往史：高血压 3 年，规律服药，血压控制良好。否认过敏史。

望、闻、切诊：得神，视物模糊，表情自然，形体偏胖，面色潮红，语声粗大，声息较高，未闻及异常气味，舌暗红，苔黄微腻，脉沉细，尺弱。

中医诊断：眩晕（肝阳上亢）。

西医诊断：高血压 2 级（很高危组）。

治法：平肝潜阳，益气行水。

处方：防己黄芪汤合天麻钩藤饮加减。

方药：汉防己 10g，生黄芪 30g，炒白术 10g，天麻 10g，葛根 15g，丹参 15g，桑寄生 30g，钩藤 20g，石决明 20g，桑枝 30g，桂枝 10g，土茯苓 30g，虎杖 20g，炙首乌 20g，刺蒺藜 10g，生薏苡仁 30g，夏枯草 10g，姜半夏 10g，神曲 15g。

7 剂，水煎服，日 1 剂，分两次服。

2019 年 12 月 6 日二诊

药后头晕缓解，神倦乏力好转。现双目干涩，仍视物模糊，偶有耳鸣，腰酸痛，畏寒，纳可，眠可，夜眠盗汗，大便日 1 行，质稍干，小便调。舌暗红，边有齿痕，苔黄，脉沉细。

复查空腹血糖 7.8mmol/L，餐后 2 小时血糖 12mmol/L，甘油三酯 3mmol/L。处方：杞菊地黄丸合黄芪桂枝五物汤加减。

方药：生黄芪 30g，生地黄 30g，女贞子 15g，枸杞子 15g，丹参 20g，当归 15g，白芍 15g，菊花 10g，桑枝 30g，桂枝 10g，虎杖 20g，土茯苓 30g，桑寄生 30g，山萸肉 15g，山药 20g，牡丹皮 12g。

14 剂，水煎服，日 1 剂，分两次服。

2019 年 12 月 20 日三诊

服药后眼部干涩疲劳感下午明显，耳鸣偶有发作，但频率较前减少。腰酸痛，畏寒喜暖，身体沉重，偶尔少气不足以息，纳可，眠可，夜眠盗汗，二便调。舌暗红，体胖有齿痕，苔薄黄，脉沉。复查：空腹血糖 7.37mmol/L，甘油三酯 5.61mmol/L。处方：六味地黄丸合四君子汤加减。

方药：生黄芪 30g，生地黄 30g，玄参 20g，生白术 15g，丹参 20g，葛根 20g，桑寄生 30g，知母 12g，桂枝 10g，桑枝 30g，虎杖 15g，土茯苓 30g，茯苓 20g，山萸肉 15g，山药 20g，当归 12g，白芍 20g，炙甘草 5g，地骨皮 30g，生山楂 15g。

14 剂，水煎服，日 1 剂，分两次服。

【杜师评案】

患者中年男性，既往有高尿酸血症、2 型糖尿病、高脂血症及高血压病史，符合西医学代谢综合征的诊断，因此治疗方面要着重调理其代谢水平。患者首诊以"头晕"为主诉，伴见神倦乏力，结合其舌苔、脉象，考虑为眩晕病肝阳上亢证。《素问·至真要大论》曰"诸风掉眩，皆属于肝"，指出眩晕与肝关系密切。患者素体阳盛，急躁易怒，肝阳上亢，阳升风动，上扰清窍，发为眩晕，然其脉象沉细尺弱，又气虚夹湿，故表现为神倦乏力。因而治疗上以天麻钩藤饮合防己黄芪汤平肝潜阳，益气行水。对于经典方剂一定要深入理解才能灵活应用，同时结合现代临床，不离经典又不拘泥于经典。

【传承心得】

本患者为中年男性，既往有"三高"病史，故整体代谢情况偏差。从中医角度来讲，患者平素性情急躁易怒，肝火上炎，肝阳上亢，上扰清窍导致患者反复头晕不愈。杜老选用的天麻钩藤饮是治疗高血压病证属肝阳上亢的一个经典的平肝降逆之剂，方中天麻、钩藤平肝息风为君药；石决明咸寒重镇为臣药，与君药合用加强平肝息风之力；川牛膝活血通络且能引血下行；杜老在首诊方中同时加入夏枯草、刺蒺藜、炙首乌又增强了平肝清肝之力以达降压之功。另一主方防己黄芪汤出自《金匮要略》，杜老选用此方取其既扶正又祛邪之意，既以黄芪、白术益气健脾，又用防己祛风除湿利水，药味虽少，但益气不恋邪，利水不伤正，再加土茯苓、虎杖、葛根、丹参利湿化浊、活血化瘀以强化降脂、调节代谢之功。现代药理研究表明，天麻钩藤饮及防己黄芪汤均有扩张血管、改善血脂代谢的功能。至二诊、三诊时，患者头晕已明显改善，均表现为一派肝肾亏虚之象，故再以滋补肝肾、补益精血为主要治法扶助正气。

第二十一节　和解通降眩晕痉

【案例回顾】

姓名：侯某　性别：女　年龄：62岁　初诊日期：2016年9月2日

主诉：头晕反复发作2年余。

现病史：2年多前无明显诱因出现头晕，劳累后加重，抬头仰视即觉头晕，伴有心慌、气短，于地方医院查颈椎MRI示：颈椎间盘突出，压迫交感神经、椎动脉，诊断为"颈椎间盘突出"，予推拿手法治疗后缓解，后又反复发作，为求中医进一步诊治，遂来就诊。

刻下症：头晕反复发作，与劳累、体位变化有关，伴有心慌气短，眼花耳鸣，畏风，乏力，上身烘热，足凉。纳可，口干不喜饮水，入睡困难，多梦，大便日 1 行，里急后重，黏滞不爽，小便偶有灼热。

既往史：患者既往体健。否认高血压病、冠心病、糖尿病等慢性病史。否认过敏史。

望、闻、切诊：得神，未闻及异常气味及声音，舌淡暗，舌体胖大，苔黄腻，脉弦细。

中医诊断：眩晕（痰凝气滞，化热伤阴）。

西医诊断：颈椎间盘突出。

治法：理气化痰，清热养阴。

处方：柴胡陷胸汤合百合地黄汤加减。

方药：柴胡 10g，黄芩 10g，法半夏 10g，瓜蒌 20g，枳实 10g，陈皮 10g，竹茹 15g，百合 20g，生地黄 30g，知母 10g，黄柏 10g，当归 15g，白芍 20g，葛根 15g，茯苓 15g，生甘草 5g。

7 剂，水煎服，日 1 剂，分两次服。

2016 年 9 月 9 日二诊

患者述头晕眼花、心慌气短、耳鸣及上身烘热感等症均明显减轻，仍有畏风，大便急迫，黏腻缓滞，伴肛门重坠感，入睡困难，多梦易醒，舌脉基本同前，苔黄转白。续予前方减少滋阴之品以防滋腻，加入助运及安神之品以促排便及睡眠。处方大柴胡汤合酸枣仁汤加减。

方药：柴胡 10g，黄芩 10g，法半夏 10g，白芍 15g，枳实 10g，酒大黄 10g，瓜蒌 30g，炒白术 15g，当归 15g，百合 20g，生地黄 30g，知母 12g，炒酸枣仁 30g，茯神 15g，川芎 10g，生甘草 6g。

7 剂，水煎服，日 1 剂，分两次服。

随访

药后头晕眼花、心慌气短基本未再发作，耳鸣烘热减轻，大便通畅，睡眠改善。

【杜师评案】

《伤寒论》少阳病提纲证云："少阳之为病，口苦，咽干，目眩也。"本案患者以头晕为主症，伴视物昏花、耳鸣等表现，基本符合《景岳全书》中

"少阳所至,为喉痹耳鸣;木郁之发,为耳鸣眩转,目不识人"的描述,同时,胆足少阳之脉"起于目锐眦,上抵头角,下耳后,循颈……其支者,从耳后入耳中,出走耳前,至目锐眦后""是动则病……心胁痛",患者头、目、耳、颈、心诸症皆与少阳经腑密切相关,故从少阳论治,以少阳主方柴胡剂为基础,随证加减。其中,柴胡陷胸汤尤为适合这类少阳病而见痰气交结蕴热之证的患者,此方系将《伤寒论》之小柴胡汤与小陷胸汤合方加减而成之和解通降方,兼取小柴胡汤和解表里之长及小陷胸汤清热涤痰之功,又佐以枳实、桔梗调理气机,又常可在此方基础上配伍滋阴养血之品,以防清热化痰理气之品过用伤及津血,体现了"时时顾护津血"之意。

【传承心得】

柴胡陷胸汤具有辛开苦降、条达气机、疏郁涤痰之功,杜老将其应用于眩晕病痰气互阻而化热之证者获得较为满意的疗效。针对此患者兼见心慌之症,《伤寒论》第96条指出小柴胡汤证可见"心下悸,小便不利"之症,乃水邪为患,可减黄芩,加茯苓;此患者兼见大便不畅、小便灼热、舌苔黄腻,乃有痰热内蕴,故未去黄芩,而合以小陷胸汤加枳实汤。《温病条辨》云:"头晕,不恶寒,但恶热,舌上黄滑苔,渴欲凉饮,饮不解渴,得水则呕……小便短,大便闭者……小陷胸汤加枳实主之。"此外,本患者口干不喜饮水,应考虑两方面因素:一者系痰瘀内阻,气不布津,津不上承,以温胆汤加减以化痰湿,佐以当归、白芍养血活血;二者为郁热伤及阴液,则用百合地黄汤及知母、黄柏养阴清热,又加葛根,既助升清,又可生津。同时,此患者尚见上身烘热、足凉,亦为痰热中阻,气机郁滞,升降失因之故,寐不安也与痰热扰及心神、阴阳失和相关,故以小陷胸汤合温胆汤兼可治之。药后痰热退,气郁通,而诸症减,然尚余痰湿之邪缠绵未去,而见便黏腻,寐未安,遂减养阴清热诸药而佐以助运及安神之品,以使大便畅而夜寐安。

第二十二节　疏肝运脾疗掉眩

【案例回顾】

姓名：曾某　性别：女　年龄：17岁　初诊日期：2019年12月13日

主诉：头晕6天。

现病史：6天前因上呼吸道感染发热后出现头晕，头重脚轻感，写字时感眼前晃动，就诊于当地医院，诊断为"前庭神经炎"，服西药稍有缓解，为求进一步治疗来诊。

刻下症：坐立时眼球震动，站立时头重脚轻，无天旋地转感，眼前时有金星，易心烦，活动后手脚冰凉、小腿凉，身感疲乏。纳差，饥不欲食，服西药则有胃痛不适，伴烧灼感，停药则无胃部不适。寐前时有心慌，入睡困难，大便日1行，不成形，小便调。

既往史：患者既往体健。否认高血压病、冠心病、糖尿病等慢性病史。否认过敏史。

望、闻、切诊：少神，神疲，呼吸调畅，未闻及异常气味及声音，四肢末端凉，舌红，苔前部剥脱，中根部薄黄腻，脉弦细。

中医诊断：眩晕（气机郁滞，痰蒙清窍）。

西医诊断：前庭神经炎。

治法：理气降逆，清热化痰。

处方：柴芩温胆汤合六君子汤加减。

方药：柴胡10g，黄芩10g，姜半夏10g，太子参15g，赤芍15g，麸炒枳壳15g，陈皮15g，茯苓15g，炙香附10g，紫苏梗10g，竹茹15g，炒白扁豆15g，麸炒白术10g，姜厚朴10g，当归12g，焦神曲15g，天麻6g。

7剂，水煎服，日1剂，分两次服。

随访

诸症明显缓解，故未继续就诊。

【杜师评案】

《内经》称眩晕为"眩冒",《灵枢·卫气》云:"上虚则眩。"患者感冒后出现头晕、眼冒金星、站立不稳,起病较为急骤。其实者,多因风、热、气、湿等,患者形体壮盛,为湿痰体质,脾虚生痰,挟肝风上扰神窍则晕,头重脚轻,痰湿困脾则纳差,大便稀溏,痰郁生热,扰动心神则不寐、心慌,故予柴芩调枢机,温胆汤化裁治痰热之标,六君子汤健脾杜绝生痰之源,香苏饮祛余邪,适佐天麻平息肝风,取半夏白术天麻汤之意。处方主要围绕肝脾治疗,疏肝运脾,调畅气机,升清降浊。

【传承心得】

患者感冒后以头晕为主症,考虑余邪未净,邪传入里,故以少量香苏饮祛余邪外出,又以六君健脾益气,调动正气,同时调枢机,又以温胆汤清热化痰。方中柴胡入肝胆经,为少阳经之专药,既透泄少阳半表之邪外散,又疏泄少阳气机之郁滞;黄芩苦寒,清泄少阳半里之热,二者配伍调畅少阳,可外透内清,半夏、陈皮和胃降逆;邪去正伤,佐以六君子汤益气健脾,扶正祛邪。六君子汤出自《医学正传》,用其太子参、白术、茯苓、陈皮、半夏,具有益气健脾、燥湿化痰的功效;温胆汤主要针对患者虚烦不眠、惊悸不安、头晕等症,现代研究证明温胆汤在治疗失眠、抑郁症及焦虑症等精神类疾病方面具有较好的效果。

第二十三节 温阳行水开癃闭

【案例回顾】

姓名:丁某 性别:男 年龄:86岁 初诊时间:2020年8月11日

主诉:小便排出困难11个月。

现病史:11个月前无明显诱因出现头晕,测血压180/90mmHg,意识不清,于朝阳医院抢救治疗,诊断为尿潴留,予尿管置入后症状缓解,曾三次尝试拔除尿管,每次拔出尿管后,两小时内即出现尿闭、少腹胀满、头晕,血压骤然升至 180/90mmHg 以上，故留置尿管至今，每月更换导尿管以防止感染。

刻下症：偶有尿痛，无尿频，无尿急，无小便灼热感，留置袋内小便色淡黄，澄清透明，无絮状物，小便每日 2000～2500mL，饮水正常。平素脚凉，无怕风怕冷，汗出正常，纳眠可，夜寐稍差。大便调，夜尿 1～2 次。

既往史：患者有高血压病 20 年，最高血压 178/90mmHg，规律服药，既往血压控制良好；否认冠心病、糖尿病等慢性病史。否认过敏史。

望、闻、切诊：得神，神疲，未闻及异常气味及声音，舌淡暗胖，苔薄黄润，舌下络脉青紫迂曲，脉弦有力，尺脉沉而无力。

中医诊断：癃闭（肾阳衰惫，浊瘀阻闭）。

西医诊断：前列腺增生。

治法：温补肾阳，行气化瘀利水。

处方：血府逐瘀片 6 片（早上、中午餐后各 1 次）；金匮肾气丸 1 袋（晚餐后）。

上方连续口服 9 天，温水送服。

2020 年 8 月 21 日二诊

尿痛稍微缓解，无尿频，无尿急，无小便灼热感，留置袋内小便色淡黄，澄清透明，无絮状物，小便每日 2500～3000mL，饮水正常。纳眠可，夜寐安。大便调，夜尿 1～2 次。

处方：六君子丸 1 袋（早餐后）；金匮肾气丸 1 袋（晚餐后）。

上方连续口服 8 天，温水送服。

2020 年 8 月 29 日三诊

患者仍需导尿管导尿，每月更换 1 次尿管。无尿痛，无尿频，无尿急，无小便灼热感。纳眠正常，夜寐可。大便调，夜尿 1 次。处方：少腹逐瘀汤合桂枝茯苓丸加减。

方药：小茴香 5g，干姜 3g，延胡索 6g，没药 6g，生黄芪 30g，王不留行 15g，当归 10g，川芎 6g，炙麻黄 6g，桑白皮 15g，生蒲黄 10g，五灵脂 6g，桂枝 10g，茯苓 20g，赤芍 10g，冬葵子 15g，桃仁 10g，丹皮 10g。

7剂，水煎服，日1剂，分两次服。

随访

患者8月29日初服汤剂即拔出导尿管，药后2小时开始有少许尿液排出，翌日即正常排尿，7剂后，小便正常，病情平稳。

【杜师评案】

老年患者有前列腺增生史，较易引发尿潴留，且通常伴随情绪紧张，血压升高，急需留置尿管辅助排小便。中医不应单纯利尿，应辨证求本。本案患者留置尿管时间较长，多次尝试拔出失败，结合患者平素肢凉，辨为年老肾阳虚衰，肾主水，气化不及，久之水湿瘀阻下焦，故治先补益脾肾，化气行瘀，后予小茴香、干姜、桂枝温暖下元，黄芪、当归、川芎、赤芍补气行血，麻黄、桑白皮宣肺，调水之上源，桃仁、丹皮、延胡索、没药、王不留行、蒲黄、五灵脂化瘀止痛，茯苓、冬葵子淡渗利湿以祛标。

此病在治疗时适时结合推拿效果颇佳。

【传承心得】

癃闭的病位主要在膀胱和肾，但与肺、脾、肝密不可分。《素问》"膀胱不利为癃"，主要为膀胱气化失调。通常中医诊疗分三步走，第一阶段是活血化瘀+扶正：血府逐瘀汤+金匮肾气丸。金匮肾气丸温肾助阳，阳气通，有助膀胱气化。患者前列腺增生、肿大，甚有舌暗胸闷，此瘀血也，且因长期留置尿管影响情绪，易致肝郁。血府逐瘀汤为桃红四物加四逆散合桔梗、牛膝，既可养血活血，又可疏肝理气，配合桔梗开上，牛膝下引。肺为水上之源，肾主水，司开阖，上边开，下边小便易出，提壶揭盖。前列腺肿胀者往往为慢性前列腺炎伴肥大，桃红四物汤活血、养血、行气，标本兼顾。第二阶段是兼顾脾肾：六君子汤+金匮肾气丸。肾为先天之本，脾为后天之本，生理上互帮互助，病理上相互影响。二者均参与水液代谢，脾主运化依靠肾气蒸化及肾阳温煦，肾输布代谢水液又需脾运化津液，故脾肾同治，为下一阶段做铺垫。第三阶段是活血化瘀，通阳利尿：少腹逐瘀汤+桂枝茯苓丸。方中小茴香、桂枝、干姜重在温通下焦，生蒲黄、五灵脂为失笑散重在活血祛瘀止痛，王不留行活血化瘀、通利血脉，当归活血养血，川芎活血调气，没药破血行瘀，麻黄、桑白皮通肺气、提壶揭盖，黄芪扶助正气、升阳，老年人病久体虚，纯通利药气机均向下，黄芪亦可适当佐制气机向下；加桂枝茯苓丸，桂枝温通血脉，茯苓淡渗下行益心脾，桂枝芍药一阴一阳，茯苓、丹皮一气一血，调其寒温，扶助正气。最终患者尿潴留缓解，导尿管拔除。

第二章　杂病汇考

第一节　补血祛瘀清痤疮

【案例回顾】

姓名：张某　性别：女　年龄：23 岁　初诊日期：2013 年 1 月 30 日

主诉：反复面部痤疮 6 年。

现病史：青春期开始面部反复出现痤疮，间断服药治疗，症状时好时坏。

刻下症：易上火，舌尖易生疮，平素性情急躁，纳眠可，小便调，大便 1～2 日 1 行，质稍干。月经周期正常，近 4 个月月经量少，血块多。

既往史：患者既往体健。否认高血压病、冠心病、糖尿病等慢性病史。否认过敏史。

望、闻、切诊：得神，视物清晰，面部痤疮，色暗红，前胸及后背均有散在丘疹。未闻及异常气味及声音。舌暗红，苔黄白相间，脉弦细。

中医诊断：粉刺（血瘀湿热）。

西医诊断：痤疮。

治法：活血化瘀，利湿泻火。

处方：桃红四物汤加减。

方药：当归 12g，赤芍 15g，生地黄 20g，桃仁 10g，红花 10g，柴胡 10g，枳实 10g，川芎 10g，益母草 30g，白花蛇舌草 20g，金银花 20g，生甘草 5g，生薏苡仁 30g，栀子 10g，豆豉 15g，桑叶 20g。

7 剂，水煎服，日 1 剂，分两次服。

2013 年 2 月 6 日二诊

服上方后面部痤疮明显减少，前胸及后背也未再发丘疹。现反酸烧心，无胃脘部胀痛不适，口干欲饮，无口苦，易上火，伴心烦易怒，纳眠可，大便日 2 行，色质均可，小便调。末次月经 2013 年 1 月 15 日，夹有血块，颜色正常。舌偏暗，苔薄黄，脉细弦。处方：丹栀逍遥丸合四物汤加减。

方药：当归 15g，赤芍 20g，生地黄 30g，川芎 10g，丹皮 10g，栀子 10g，茯苓 15g，生白术 10g，益母草 30g，白花蛇舌草 20g，柴胡 10g，枳实 12g，桑叶 20g，生薏苡仁 30g，生甘草 5g。

14 剂，水煎服，日 1 剂，分两次服。

【杜师评案】

女子以肝为先天，强调了肝对女子的重要性。肝主疏泄，性喜条达。情志失调则肝气郁滞，肝郁克脾土，导致脾气虚弱，脾虚则生湿，脾湿不运，则不能升清。又因肝随脾升，脾湿不能升清，则肝亦不能升发，故而脾虚又加重了肝气的郁滞。气属阳，其体热，气有余便是火，加之肝内寄相火，肝气郁久而化火，火热之极则为毒，毒热上蒸于面，发为痤疮，即《诸病源候论·面疱候》所谓："面疱者，谓面上有风，热气生疱，头如米大，白色者是也。"此外，肝主藏血，气行则血行，气滞则血瘀。所以肝气郁滞必然导致血瘀。临床常以桃红四物汤为基本方进行加减治疗痤疮，在临床上颇有疗效。桃红四物汤出自《医宗金鉴》，本方为攻补兼施之剂，具有祛瘀而不伤正，补血而不留邪的功效。同时在此基础上，加用清热之品，如金银花、白花蛇舌草、桑叶、栀子等，共奏活血化瘀、清热解毒之效。

【传承心得】

患者平素性情急躁，肝气郁滞，气郁化火生热，气滞血瘀，上犯颜面而发。火性上炎，故口舌易生疮；热盛伤津，肠道津液枯燥，故大便干。瘀血内阻，血行不畅，故月经夹有血块，初治以活血化瘀、清热解毒为主。方以桃红四物汤加减，方中桃仁、红花活血化瘀，当归、川芎可补血和血，配伍枳实增强行气之力，生地黄滋阴清热，柴胡疏肝解郁，金银花、白花蛇舌草、桑叶、栀子、豆豉清解热毒，益母草活血调经，生薏苡仁健脾利湿、解毒散结。疗效显著，但患者仍性情急躁，月经夹有血块，此为热盛伤津，津不上承，口干欲饮，故处方宜增强疏肝解郁、清热调经之功效，改用丹栀逍遥丸加减。方中柴胡疏肝解郁，当归、白芍养血和血，栀子清热凉血，白术、茯苓健脾祛湿、益气和中，以达扶土抑木之效。以此肝脾并治，补疏共施。

第二节　疏肝祛风散痤疮

【案例回顾】

姓名：王某　性别：女　年龄：30 岁　初诊日期：2019 年 11 月 8 日

主诉：面部丘疹 4 月余，加重伴红肿 1 周。

现病史：因长期工作压力大，4 个月前出现面部丘疹，时轻时重，未予重视。近 1 周皮损加重伴红肿，现为求中医治疗来诊。

刻下症：颜面部散在多发红色丘疹，部分红肿。温水洗后红肿加重伴有刺痒感。自汗盗汗，畏冷，口苦，饭后胃胀，眠可。大便黏腻，日 1 行，小便调。末次月经：2019 年 11 月 4 日，量色质可，经前乳房胀痛，经期腰酸，小腹疼痛。

既往史：患者既往体健。否认高血压病、冠心病、糖尿病等慢性病史。否认过敏史。

望、闻、切诊：得神，面部散在多发红色丘疹，部分红肿；舌尖红、苔薄黄，脉沉细。

中医诊断：粉刺（肝郁化热）。

西医诊断：寻常痤疮。

治法：疏肝解郁，清热祛风。

处方：逍遥散加味。

方药：当归 12g，白芍 15g，茯苓 12g，炒白术 12g，北柴胡 10g，炒枳实 10g，益母草 15g，炙甘草 5g，连翘 15g，薄荷 10g（后下），僵蚕 10g，蝉蜕 10g（包煎），黄芩 10g，法半夏 10g，太子参 15g，淡竹叶 6g。

7剂，水煎服，日1剂，分两次服。

2019年11月15日二诊

面部丘疹红肿稍减，仍自汗盗汗，口苦，食后胃胀，情绪紧张时胃痛，纳可，偶有睡眠多梦。舌尖红，苔薄黄，脉弦细。处方：逍遥散合四物汤加减。

方药：当归12g，赤芍15g，生地黄20g，北柴胡10g，炒白术15g，炒枳壳15g，炙甘草5g，桑叶15g，淡竹叶10g，荷叶10g，川芎10g，桔梗10g，川牛膝15g，金银花10g，菊花10g，茯苓15g。

14剂，水煎服，日1剂，分两次服。

2019年11月29日三诊

面部丘疹基本消除，畏冷减轻，口苦减，自汗盗汗减轻，近日情绪较急躁，饮食不规律，无明显胃胀胃痛，大便日1~2行，晨起腹泻，小便可，眠可。舌红，苔黄，脉弦细。处方：逍遥散合四物汤加减。

方药：当归12g，白芍15g，炒白术15g，茯苓15g，北柴胡10g，薄荷6g（后下），炒枳壳15g，炙甘草5g，桑叶15g，荷叶15g，金银花15g，扁豆15g，丹皮12g，地骨皮15g，陈皮15g，竹茹15g。

7剂，水煎服，日1剂，分两次服。

【杜师评案】

朱丹溪《丹溪心法·六郁》曾言："气血冲和，百病不生，一有怫郁，诸病生焉。"痤疮的核心病因病机在于"气郁"，气机不畅，经络不通，气血津液壅遏难行，导致热郁、湿郁、痰郁、血郁等进一步发展。气郁多与情志失调有关，特别是在年轻女性中尤为多见，需要关注其月经状况，量、色、质的改变，月经来以前或者经期痤疮加剧，用药上以疏肝解郁为主，临床上常用四逆散、小柴胡汤等。郁久化热，则成热郁，应清热解毒，临床常用五味消毒饮。气为血之帅，气郁日久易成血瘀，此为血郁，表现为面部痤疮反复发作，月经色暗夹瘀块，舌质暗、有瘀斑瘀点，脉细涩等，此类患者皮损多为暗红色，单纯治以散郁清热还不够，应酌加活血药，且在清热药的使用上就不能单纯用清热解毒药以清气分之热，还需以凉血药物来入血分，但同时还需防止药物过于寒凉，寒邪阻滞气机，则加重其气滞血瘀，在经期时用药应更小心谨慎。此外，若痤疮疹点小伴有刺痒，则考虑伴有风邪，酌加荆芥、蝉蜕、蔓荆子等药，一可祛风，二可胜湿。

【传承心得】

患者年轻女性，工作压力大，情志不舒，肝郁气滞，故经前乳房胀痛，经期腰酸，痛经。日久气郁化火，故见口苦，上犯颜面而生粉刺，故温水清洗则加重，冷水则减。木不疏土，脾失健运，故饭后胃胀。气分之热日久波及血分，易出现血热血瘀之证。初诊患者行经第4天，为免药过寒凉，故不用丹栀逍遥丸，而用连翘、薄荷、僵蚕、竹叶、蝉蜕之品以清热解毒散郁火。

二诊月经已净，则可着手清血分之热，方用逍遥散合四物汤，其中以桔梗、牛膝、当归理气行瘀，赤芍、生地黄清血分之热，以桑叶、荷叶、竹叶、金银花和菊花透热转气，而患者瘀血表现不重，暂不用桃仁、红花。

三诊患者腹泻、大便不成形，脾虚表现明显，以白术、茯苓、扁豆健脾，血分之热已轻，故去赤芍、生地黄。如此根据患者生理状况，灵活调整用药，终获良效。

第三节　疏肝解郁消乳癖

【案例回顾】

姓名：陈某　性别：女　年龄：48岁　初诊时间：2012年12月27日

主诉：左乳疼痛8月余。

现病史：8个多月前无明显诱因发现左侧乳房外上方触痛，当地医院查双乳超声（2012年4月）：双乳小叶增生，右乳低回声结节，右侧腋窝淋巴结探及。曾做钼靶，提示双乳小叶增生，未予重视。近8个月来，每逢月经前后乳房胀痛，或有乳头溢液，为乳白色，无血，遂来就诊。

刻下症：患者左侧乳房外上方触痛，月经前后乳房胀痛，时有乳头溢液，为乳白色，无血，平素心情不舒，急躁易怒。纳差，眠可，小便正常，近日痔疮出血，色鲜红，量少，大便干。

既往史：患者既往体健。否认高血压病、冠心病、糖尿病等慢性病史。否认过敏史。

望、闻、切诊：得神，未闻及异常气味及声音，双侧乳房对称，月经前后乳房胀痛，时有乳头溢液，左侧乳房外上方按压痛，舌暗红，苔薄黄，脉细弦。

中医诊断：乳癖（肝气郁滞）。

西医诊断：双乳小叶增生。

治法：疏肝解郁，通络止痛。

处方：丹栀逍遥散加减。

方药：丹皮 10g，炒栀子 10g，当归 15g，白芍 15g，柴胡 10g，枳实 10g，生白术 15g，茯苓 15g，生地榆 15g，槐角 12g，女贞子 15g，旱莲草 15g，生黄芪 20g，防风 10g，生地 30g，炒麦芽 20g。

12 剂，水煎服，日 1 剂，分两次服。

2013 年 1 月 9 日二诊

服药 5 剂后，月经如期而至，双侧乳房胀痛较前减轻，未出现乳头溢液，且自诉左乳触痛较前减轻。近 3 日，患者自觉胁肋部胀痛明显，情绪急躁易怒，纳差，眠可，大便干，量少，日 1 次，痔疮已经无出血，小便正常。查体：左侧小腹仍有轻压痛，舌暗红，苔薄黄，脉弦。处方：丹栀逍遥散加减。

方药：柴胡 12g，白芍 15g，枳壳 15g，炙甘草 5g，天花粉 12g，生牡蛎 30g，玄参 15g，炒白术 15g，茯苓 15g，法半夏 10g，陈皮 12g，当归 10g，夏枯草 15g，益母草 20g，丹皮 10g，炒栀子 6g。

7 剂，水煎服，日 1 剂，分两次服。

随访

患者服用上方后，乳房胀痛、触痛进一步缓解，胁肋部及少腹疼痛减轻，遂嘱原方再服 14 剂。14 剂后，患者无乳房胀痛、触痛、溢液，胁肋部及少腹疼痛消失，心情舒畅，纳眠可，二便调。乳腺超声提示结节较前缩小。

【杜师评案】

乳腺小叶增生属中医学"乳癖"范畴,其病机主要由情志不遂,郁怒伤肝,肝气郁滞,气血运行不畅,凝结乳络所致。从"通"论治,"不通则痛",治疗当疏肝解郁,通络止痛,常用小柴胡汤或丹栀逍遥散加减。女子以肝为先天,以血为用。乳癖多发生在经前或经中,此时正值血海充实,易生瘀滞。如若气郁,或寒、热、湿邪侵袭,则易导致气滞血瘀、寒凝血瘀、湿热瘀滞而引发疼痛。因此治疗多以此三证为主,结合妇女经期气血特点辨证用药。如经前或经中,气血充实,多疏肝理气活血;经后气血稍有不足,多益肾补气养血。

【传承心得】

患者中年女性,情志不遂,郁怒伤肝,肝气郁滞,气血运行不畅,凝结乳络,故乳房胀痛并可触及肿块;肝郁气滞,不通则痛,肝经循行于小腹,故有小腹部轻压痛;肝郁日久化火,火热灼伤血络,故可见痔疮出血,大便干。初诊以疏肝解郁,通络止痛为主,方以丹栀逍遥散加减,方中丹皮、栀子可清肝中郁热;柴胡、枳实疏肝行气止痛;当归、白芍养阴通便;地榆、槐角可清热止血。患者用药后,痔疮出血好转,但仍有乳房结节及触痛,故二诊用天花粉、生牡蛎散结止痛,夏枯草为清肝火、散郁结的要药,是杜老治疗痰火性的瘰疬结核的常用药物。患者近日来情绪急躁易怒,故使用柴胡、枳壳增加疏肝之功。依次为法,终获良效。秦伯未先生认为妇女生理病理与肾肝脾三脏以及气血、冲任奇经密切相关,在治法上,应根据调经、求嗣、止带、产后之不同,着重辨其属肾、属肝、属脾之异,在气、在血、在冲任之别,标本缓急之不同,确定治法,遣方用药,辨证施治。杜老师承秦老的学术思想,结合《傅青主女科》医论,侧重于肝、脾、肾三脏论治。本病例中,两次方剂柴胡用量也有所不同,提示我们柴胡量不同,功效也各异。大剂量,如柴胡入煎 10~12g 时,可以退热、清胆、截疟。由于柴胡对外感发热有透表泄热功能,所以用柴胡制成的单味或复方注射液,对外感发热有较好的解热功能。中等剂量,如柴胡入煎剂 6~10g 时,长于疏肝、解郁、调经。柴胡能平肝利胆、泻三焦相火、除胁肋结气,主治气痛眩晕、胁肋胀痛、月经不调。此剂量以逍遥散、丹栀逍遥散、四逆散为代表方。小剂量，如柴胡入煎剂 3 ~ 6g 时，功在升阳、举陷。凡气虚下陷、清浊不分，以致泄泻、脱肛、遗尿、阴挺、崩漏、带下、胃下垂、肾下垂等症，予益气补中、健脾燥湿药配以少量柴胡，以佐其升举之效，往往能提高疗效。如补中益气汤、完带汤中的柴胡用量均小于 6g。此外，逍遥散类方还可用于治疗抑郁症。如《灵枢·本神》认为："愁忧者，气闭塞而不行……脾愁忧而不解则伤意，意伤则悗乱。"《灵枢·百病始生》中有"忧思伤心，忿怒伤肝"的描述。逍遥散首载于《太平惠民和剂局方》，在逍遥散的基础上，加入栀子和丹皮，名为丹栀逍遥散或加味逍遥散。二方具有疏肝健脾、行气解郁功效，可用于治疗郁证之肝郁脾虚证和肝郁化火证。且有报道证实逍遥散治疗抑郁症其疗效与抗抑郁西药疗效相当，且无不良反应。

第四节　理气健脾止乳痛

【案例回顾】

姓名：张某　性别：女　年龄：37 岁　就诊日期：2019 年 11 月 1 日

主诉：经前乳房胀痛 1 月余。

现病史：1 个月前无明显诱因出现双侧乳房酸胀疼痛，经前加重，伴有左上肢前臂及右上背部皮肤粗糙，无痒无痛，局部按久则发热。右手腕部秋凉后隐痛，用力则甚，受凉亦甚。手脚心发热，汗多，平素怕冷。遇凉风则咳嗽，痰色白成块，量不多。纳可，眠差，入睡困难，梦多。小便频，夜尿正常，大便 2 ~ 3 天 1 行，时不成形，黏腻。平素月经基本正常。

刻下症：双侧乳房酸胀疼痛，经前加重。左上肢前臂及右上背部皮肤粗糙，按久发热。右手腕部隐痛，用力及受凉后加重。手脚心发热，汗多，怕冷。遇凉风咳嗽，咳吐白痰量不多。饮食可，入睡困难，眠差梦多。小便频，大便 2 ~ 3 天 1 行，不成形，黏腻。

既往史：患者既往体健。否认高血压病、冠心病、糖尿病等慢性病史。

否认过敏史。

望、闻、切诊：得神，面色白，声音适中，未闻及异常气味及声音，双侧乳房皮肤颜色正常，左右对称，无皮肤水肿，双侧乳头无凹陷和溢液。双侧乳房外上象限可触及硬块，轻微压痛。舌淡红，苔薄黄腻，脉细弦。

中医诊断：乳癖（肝郁脾虚血热）。

西医诊断：乳腺增生。

治法：疏肝健脾，清热养血。

处方：丹栀逍遥散加减。

方药：当归15g，白芍15g，茯苓15g，生白术20g，生地黄30g，柴胡10g，枳壳15g，炙甘草5g，丹皮15g，炒栀子10g，杏仁10g，浙贝母12g，干姜6g，五味子10g，桑叶15g，荷叶15g。

7剂，水煎服，日1剂，分两次服。

2019年11月8日二诊

经前乳房酸胀痛减，左上肢前臂及右上背部皮肤粗糙，手心热减。纳可，睡眠同前，尿频，大便2日1行，不成形，黏腻。末次月经：2019年11月7日，经期腰酸，痛经。舌淡红，苔黄腻，脉细弦。处方：当归芍药汤合逍遥散加减。

方药：当归15g，赤芍15g，川芎10g，茯苓15g，柴胡10g，薄荷6g，苍术10g，泽泻15g，丹皮15g，地骨皮20g，枳壳15g，香附10g，益母草20g，炙甘草5g，法半夏10g，神曲15g。

7剂，水煎服，日1剂，分两次服。

2019年11月22日三诊

乳房胀痛缓解，睡眠好转，可很快入睡，大便情况好转，现每日1行，成形，但仍黏腻。皮肤仍然粗糙，手足心热。遇冷则咳嗽，痰变清稀，但仍有。脐周凉，脐下气体作响，多排气，腹胀，纳可。舌淡红苔薄黄，有剥脱，脉细弦滑。处方：四逆散合三妙汤加减。

方药：柴胡10g，赤芍15g，防风10g，生甘草6g，枳壳15g，苍术10g，黄柏10g，生薏苡仁30g，百合20g，姜半夏10g，橘红15g，茯苓15g，丹皮

15g，地骨皮 20g，厚朴 10g，神曲 15g。

7 剂，水煎服，日 1 剂，分两次服。

2019 年 11 月 29 日四诊

服药期间，大便每日 1 行，成形，手足心热减，皮肤粗糙缓解，痰变稀，量变少，双侧乳房胀痛明显缓解，脐周凉减，脐下肠鸣音已不亢进，矢气减，小腹胀减，但仍以夜间发作明显，纳可，饮水多即感尿急，睡眠可。舌淡红，苔薄黄腻，根厚腻。处方：四逆散合消风散加减。

方药：柴胡 10g，赤芍 15g，枳壳 15g，生甘草 6g，生地黄 30g，当归 15g，丹皮 15g，地骨皮 20g，僵蚕 12g，蝉蜕 6g，苍术 10g，黄柏 10g，地肤子 15g，白鲜皮 20g，青皮 15g，益母草 30g。

7 剂，水煎服，日 1 剂，分两次服。

【杜师评案】

《圣济总录》云："妇人以冲任为本，若失于调理，冲任不和，或风邪所客，则气壅不散，结聚乳间，或硬或肿，疼痛有核。"中医认为，"乳癖"之症的发生与情志不和、气滞血瘀、冲任失调等密切相关。肝主藏血，喜条达，"体阴而用阳"，与冲任二脉相通，肝气郁滞、肝郁化火等病机均可导致气滞、血瘀、痰结，冲任失调，而发为乳癖。故在治疗过程中，离不开疏肝理气，调畅情志的基本治法。"冲为血海"，古有"冲脉隶于阳明"之说，脾胃为后天之本，气血生化之源，脾胃运化功能正常，则血海满溢，肝血充，冲任调。所以，临床上也有"治血先治脾"之论。在治疗伴有脾气虚弱，气血亏虚的乳癖患者时，往往要注意兼顾健脾益气治法。脾主肌肉，脾失健运，肌肤失去水谷精微营养，故见肌肤粗糙。同时，皮肤粗糙日久不愈，考虑血虚风燥之证，临证遵"治风先治血，血行风自灭"之意，随证加入凉血活血散风之品。我们在内伤杂病中要注重应用畅达气机，调理中焦，善用和调，审机论治。

【传承心得】

患者青年女性，有乳腺增生病史，经前乳房胀痛伴左上肢前臂及右上背部皮肤粗糙 1 月余。中医理论认为乳癖与肝气郁滞，情志失调密切相关，"脾主四肢肌肉",皮肤肌肉需要气血濡养才能光滑润泽。患者脾胃亏虚,气血生化不足,皮肤失于濡养,故见皮肤粗糙干燥,脾胃运化功能失调,故大便2~3日1行,时不成形。肝气郁滞,气郁化火,血液受灼,故见局部皮肤按之久热,手脚心发热,易出汗。气血生化乏源,日久心脾气血亏虚,故见失眠,入睡困难,眠梦多。脾气虚,气失固摄,故见尿频。初诊治以疏肝健脾,清热养血为主。方以丹栀逍遥散加减,方中茯苓、白术健脾益气,当归、白芍、生地黄、柴胡、枳壳疏肝理气,益阴养血,丹皮、炒栀子清血热,杏仁、浙贝母止咳化痰,五味子收涩敛汗。药后手心发热症状缓解,但仍大便不成形,经前乳房胀痛,故二诊改用逍遥散加减,疏肝理脾。患者舌苔黄腻,便不成形,故方中加入苍术、泽泻利湿邪,丹皮、地骨皮清解血热,法半夏、神曲健脾和胃。三诊患者睡眠改善,大便情况好转,皮肤粗糙缓解但仍在,手足心热,乳房胀痛减轻,咳嗽、脐腹作响胀满均减,方用四逆散合三妙汤化裁,加重疏肝理气,清利湿热之力,并随症加入健脾理气、止咳化痰、凉血之品。四诊患者诸症均有改善,察其病机仍为肝气郁滞,血热蕴肤,故以四逆散合消风散加减,疏肝理气,凉血活血散风。

第五节　疏肝调经缓经痛

【案例回顾】

姓名:慕某　性别:女　年龄:38 岁　初诊日期:2012 年 11 月 2 日

主诉:经行腹痛 2 年余。

现病史:月经来时小腹胀痛明显,于月经前期经血多时明显,伴有血块,经行 5~6 日净。无乳房胀痛,无畏寒怕冷,无腹部畏寒。白带正常。末次月经 2012 年 10 月 31 日。

刻下症:心情抑郁、低落,纳可,食后易腹胀,寐可,大便成形,每日1 行。

既往史:患者既往体健。否认高血压病、冠心病、糖尿病等慢性病史。

否认过敏史。

望、闻、切诊：得神，面色红润，对答流利，未闻及异常气味及声音，舌淡红，苔薄白，脉细。

中医诊断：痛经（肝气郁滞）。

西医诊断：痛经。

治法：疏肝解郁，调经止痛。

处方：丹栀逍遥散加减。

方药：丹皮10g，炒栀子10g，当归15g，白芍15g，柴胡10g，茯苓15g，生白术12g，炒枳实10g，金银花15g，白花蛇舌草20g，益母草20g，炙甘草6g。

7剂，水煎服，日1剂，分两次服。

2013年5月30日二诊

服2012年11月2日处方后，经前小腹胀，月经伴血块等症状均缓解，唇周反复皮疹缓解。2个月前自觉月经量少，行经5~6天，无血块，余无明显不适。纳可，寐安，二便调。舌质红，苔薄黄，脉弦细。处方：丹栀逍遥散加减。

方药：丹皮10g，炒栀子10g，赤芍15g，当归10g，僵蚕10g，蝉蜕6g，连翘12g，柴胡10g，生薏苡仁30g，茯苓15g，炒枳实10g，生甘草6g，益母草20g，凌霄花10g，香附10g。

7剂，水煎服，日1剂，分两次服。

2013年7月6日三诊

服2013年5月30日处方后，行经时已无腹痛。末次月经2013年4月27日，月经提前3~4天，行经5~6天，量少色紫暗，偶有血块，下颌部可见2~3个暗红色丘疹，未诉其他不适。舌淡红，边有齿痕，苔少，脉弦细。处方：丹栀逍遥散加减。

方药：当归15g，白芍15g，生地黄20g，川芎6g，柴胡10g，枳实10g，益母草20g，生甘草5g，丹皮10g，炒栀子10g，金银花15g，生薏苡仁30g，僵蚕10g，蝉蜕6g。

随访

患者服用上方后，月经血块减少，颜色变为正常红色，面部丘疹减轻，遂嘱原方再服 14 剂。14 剂后，患者月经量、色正常，无血块，面部丘疹消失，心情舒畅，纳眠可，二便调。

【杜师评案】

痛经主要是由于妇女在行经期间受到各种致病因素的影响，导致气血不和、运行不畅，冲任瘀阻，胞宫经血流通受阻，以致"不通则痛"，或冲任、胞宫失于濡养，"不荣则痛"。究其发病因素及病理演变，"不通则痛"是导致痛经发生的主要病因病机。治疗当疏肝解郁、调经止痛，临床常用丹栀逍遥散加减。丹栀逍遥散出自明代医学家薛己的《内科摘要》，是在逍遥散的基础方上加解郁清热的牡丹皮、生山栀组成的。《灵枢·平人绝谷》言："神者，水谷之精气也。"其正如《内经》所说"木郁达之"，遂取其曲直之性，疏肝畅达，故名曰逍遥。肝郁血热型痛经的主要病因病机为肝经蕴郁，木失条达，气机不畅，疏泄失常，肝气郁结，气滞血瘀。中医临床上要注重辨证论治，患者的整个病情是动态变化的，该患者前两次因痛经就诊，辨证为肝郁血热证，治疗当疏肝解郁、调经止痛，而第三次则因面部红疹就诊，此时血瘀为主要矛盾，当活血为主，并予疏肝清热。

【传承心得】

患者为中青年女性，肝郁气滞，故经前期腹痛明显，气滞血瘀，故经血中伴有较多血块，肝郁日久化热，热迫血行，故可见月经量多。初诊以疏肝解郁，调经止痛为主，方以丹栀逍遥散加减，方中丹皮、栀子清热止痛，柴胡、枳实疏肝行气；白芍柔肝止痛，茯苓、白术益气健脾。服药后腹痛减轻，但月经量少，故二诊在此基础上增加益母草、香附活血调经止痛。服药后，经量仍偏少，偶有血块，故三诊加用当归、白芍、生地黄滋阴养血。依次为法，终获良效。患者有皮疹，故用僵蚕、蝉蜕来祛风，白花蛇舌草清热。痛经常影响工作和休息，需"急则治其标"或"标本同治"，以迅速缓解消除疼痛。且应于经前 1 周开始服药至来经痛除。丹栀逍遥散还常用于妇科的乳腺增生、慢性盆腔炎、经前期紧张综合征、围绝经期综合征等疾病，其主证病机是肝郁脾虚，化火生热。只要出现上述病机，便可本着中医"治病求本，异病同治"的基本思想，将丹栀逍遥散用之于临床各病症。

第六节 疏肝活血除火丹

【案例回顾】

姓名：陈某 性别：男 年龄：77 岁 初诊时间：2012 年 11 月 16 日

主诉：左胁肋红肿水疱伴疼痛 2 月余，加重 1 周。

现病史：2 个月前无明显诱因初起左胁肋间红肿水疱，集簇成片，疼痛剧烈，伴有烧灼感，予抗病毒、营养支持及激光照射等治疗后缓解。

刻下症：左胁肋红肿缓解，水疱结痂，但疼痛仍较显著，伴胃纳差、心烦、口苦、口干、腹胀，夜寐欠安，需助眠药协助入睡，大便不干，但排便困难。

既往史：患者既往体健。否认高血压病、冠心病、糖尿病等慢性病史。否认过敏史。

望、闻、切诊：少神，面色红润，表情自然，体态如常，步态稳健；左胁肋局部发红，皮温升高，伴结痂水疱；未闻及异常气味及声音，舌质暗红，苔薄黄，脉沉细。

中医诊断：蛇串疮（气滞血瘀）。

西医诊断：带状疱疹后遗神经痛。

治法：疏肝理气，活血化瘀。

处方：丹栀逍遥散加减。

方药：柴胡 10g，黄芩 15g，炒栀子 10g，当归 15g，生地黄 30g，车前草 30g，川楝子 10g，独活 10g，炒枳实 15g，生白术 30g，生百合 20g，白芍 20g，法半夏 12g，炙甘草 5g，延胡索 10g，生首乌 20g，三七 3g（分冲），焦三仙各 10g，生薏苡仁 30g。

7 剂，水煎服，日 1 剂，分两次服。

2012 年 11 月 24 日二诊

服上方后，肋间疼痛减轻，入寐渐安，胃纳渐开，舌质暗红，苔薄微黄，脉沉略细。处方：丹栀逍遥散合四物汤加减。

方药：柴胡 10g，黄芩 15g，炒栀子 10g，当归 15g，生地黄 30g，车前草 30g，川楝子 10g，独活 10g，炒枳实 15g，生白术 30g，生百合 20g，白芍 20g，法半夏 12g，炙甘草 5g，延胡索 10g，生首乌 20g，三七 3g（分冲），焦三仙各 10g，生薏苡仁 30g，炙乳香 10g，炙没药 6g。

7 剂，水煎服，日 1 剂，分两次服。

2012 年 12 月 1 日三诊

胁肋部偶有疼痛，余恙皆消，舌淡苔薄白腻，脉沉。守上方，患者坚持用药 1 个月。后电话随访，患者述左胁肋部偶有疼痛，已不影响生活质量。

【杜师评案】

带状疱疹，究其本质乃本虚标实。具体而言，带状疱疹后遗神经痛好发于老年人，乃因老年人脏腑渐衰，后天充养不足，正气渐衰，加之湿、热、毒等邪气侵犯人体，正不御邪，邪毒蕴于局部皮肤，气血运行不通，不通则痛。或久病久治，用苦寒之药过多，苦寒伤阴，气阴两伤，筋脉失养，不荣则痛。"气为血之帅"，气虚则行血无力，易致气血运行不畅而生瘀血，终致气滞血瘀，经络闭阻，且气虚则不能生血，筋脉失养，不荣则痛。故用柴胡、黄芩调枢机，生地黄、首乌、当归、白芍养血凉血，白术、薏苡仁、焦三仙、甘草健脾以扶正，栀子、车前草清热，使余热从小便而出，枳实、川楝子调畅气机，三七化瘀活血，延胡索止痛，半夏和胃降逆，百合清心安神，两者交通阴阳助眠。由于带状疱疹常见于老年人，除了考虑带状疱疹其湿、热、毒三邪为患的病机特点，治疗以除湿、清热、解毒为主外，还需考虑老年人脏腑渐衰，血虚渐显的特点，在活血化瘀的基础上要加用补血养血之品，常用方为四物汤，组成：当归 15g，赤芍 12g，生地黄 30g，川芎 10g。如瘀象明显，可加强活血化瘀之功效，可加乳香 10g，没药 10g。

【传承心得】

患者年老肝肾阴虚，正气不足，阴血不能濡养肌肤，加之外邪侵袭，致使湿热毒邪聚于胁肋，热毒灼坏局部皮肤，发为本病。邪气伏于胁肋部，为肝经之分野，为半表半里，留而不去，热盛而红，湿盛于外则成簇水疱，热毒灼伤经络则疼痛明显，经脉气血瘀滞；少阳热毒扰于经，则口干、口苦；少阳经实邪向里传，影响太阴脾之运化，中焦升降失常，则纳差、腹胀。《临证指南医案》云："盖久痛入络，络中气血，虚实寒热，稍有留邪，皆能致痛。"故初诊时以疏肝理气，活血化瘀为主，方用丹栀逍遥散加减。此类疼痛患者往往伴有心理障碍如焦虑、紧张、心烦、失眠等，加用川楝子增强疏肝解郁之功，生地黄、白芍滋阴润燥，胃纳欠佳，加用焦三仙开胃，久病入血入络，后期可加入乳香、没药活血化瘀，通络止痛。

第七节　补气养阴畅情志

【案例回顾】

姓名：马某　性别：女　年龄：44 岁　初诊日期：2019 年 12 月 13 日

主诉：焦虑紧张 2 年余，伴口干 1 年。

现病史：2 年半前无明显原因出现情绪焦虑、紧张，忧心忡忡，1 年前因口干、检查提示餐后血清胰岛素偏高来诊。

刻下症：精神紧张，烦躁不安，口干少津而灼热，渴而多饮，时有疲劳乏力、头晕、四肢瘙痒、短气，无胸闷心慌，俯卧时双手麻木，寐差，需服抗焦虑药物维持，纳可，进食稍多则饱胀，大便 1～2 日 1 行，二便频数。

既往史：患者既往体健。否认高血压病、冠心病、糖尿病等慢性病史。否认过敏史。

望、闻、切诊：得神，形体中等，神情焦躁，语声高亢，未闻及异常气味，舌淡体偏胖，苔薄黄略腻，脉弦细。

辅助检查：空腹胰岛素 5.7mmol/L，餐后半小时 45.47mmol/L，餐后 1 小时 82.03mmol/L。

中医诊断：百合病（气阴两伤）。

西医诊断：焦虑状态。

治法：疏肝理气，养阴清热。

处方：百合地黄汤合逍遥散加减。

方药：生百合20g，生地黄30g，知母12g，关黄柏10g，苍术10g，丹参15g，当归15g，白芍15g，茯苓15g，枳壳15g，山药20g，法半夏10g，陈皮10g，牡丹皮15g，地骨皮20g，太子参15g，合欢皮15g，荷叶10g，北柴胡10g，生甘草5g。

7剂，颗粒剂，温水冲服，日1剂，分两次服。

随访

后电话随访，患者守方应用2周，焦虑明显减轻，已不影响正常生活。

【杜师评案】

患者精神症状较多，紧张焦虑，烦躁不安，忧心忡忡，肝郁不舒，气滞日久，郁而化火，"壮火食气"，伤津耗气，气伤则疲劳乏力、短气，气不生血，气血不能上荣头部，则头晕，不达四末则肢体瘙痒，津伤口渴则需饮水自救。肝旺横逆犯脾，健运不足，则食后饱胀。脾虚运化不足，水湿内生，与火相合，湿热内蕴。主病与《金匮要略》百合病"意欲食复不能食，常默默，欲卧不能卧，欲行不能行，饮食或有美时，或有不用闻食臭时，如寒无寒，如热无热，口苦，小便赤，诸药不能治，得药则剧吐利，如有神灵者，身形如和，其脉微数"相近。"百合病发汗后者，百合知母汤主之"，言汗后津伤。故本案取其意，以百合为君药，生地黄养阴，知母润燥，湿热内蕴，以黄柏、苍术清利湿热，肝脾不和，以柴胡、合欢皮疏肝，枳壳理脾气，以解气郁。当归、白芍养阴血，太子参、茯苓、山药健脾，荷叶醒脾，半夏、陈皮和胃，丹皮、丹参凉血祛瘀，地骨皮清血中虚热，全方补泻结合，相得益彰。

【传承心得】

观《金匮要略》中百合病条文，有口苦、小便赤、脉微数等供诊断参考，但其病因，后世《千金方》云："百合病者，皆因伤寒，虚劳大病以后，不平复，变成斯症。"《医宗金鉴》云："伤寒大病之后，余热未解，百脉未和，或平素多思不断，情志不遂，或偶触惊疑，猝临境遇，因而形神俱病，故有如是之现象。"可见，百合病病因概括起来一方面为病后体弱不复，另一方面为精神刺激。综合来看，病机为阴虚内热，精神不安定。本案患者为中年女性，情绪紧张，情志不遂，郁而化火，郁热伤阴，符合百合病的病机。"六七，三阳脉衰于上，面皆焦，发始白。"阴虚燥热，灼伤津液，故口干咽燥，饮水较多。虚热耗气，时有疲劳、乏力、短气，气虚不能固摄，故大便次数稍多，小便频数。四诊合参，辨病为百合病，辨证为气阴不足证，治以补气养阴。《金匮要略》云："百合病发汗后者，百合知母汤主之。"故百合病伤阴者，以百合知母汤为主方，适加益气养阴、清热健脾之品。治以百合地黄汤合知柏地黄丸加减，方中百合甘寒，可清心益气安神；生地黄甘润，能益心营，丹皮、地骨皮配合生地黄、知母共奏养阴清热凉血之效；苍术、黄柏祛湿泄热；太子参、山药补气；苍术、茯苓祛湿益气健脾；荷叶、柴胡升清。以此清郁热，养阴升清，健脾祛湿，和营凉血，可获良效。

第八节　疏肝化痰静耳鸣

【案例回顾】

姓名：赵某　性别：男　年龄：68岁　初诊时间：2012年9月16日

主诉：耳鸣伴脑鸣、肢体麻木4月余，加重3个月。

现病史：患者4个月前出现双侧耳鸣，声响，伴脑鸣、左侧上肢麻木，耳鸣脑鸣时断时续，休息可缓解。3个月前因噪音诱发耳鸣脑鸣加重。至医院查头颅CT未见明显异常。

刻下症：双侧耳鸣，声响，伴脑鸣，左侧肩、肘麻木，胃脘及左侧胁肋隐痛，晨起口中黏腻，口干不欲饮，纳可，睡眠欠安，小便频数，大便可。

既往史：患者既往体健。否认高血压病、冠心病、糖尿病等慢性病史。否认过敏史。

望、闻、切诊：得神，形体肥胖，左侧胁肋部脉络迂曲，左肩、肘部抬举无力，未闻及异常气味及声音，舌质暗红，苔薄黄腻，脉沉细。

中医诊断：耳鸣（痰瘀互阻）。

西医诊断：神经性耳鸣。

治法：清肝和胃，清热化痰。

处方：黄连温胆汤加减。

方药：黄连 6g，法半夏 10g，陈皮 10g，茯苓 15g，太子参 15g，生白术 12g，枳实 10g，竹茹 10g，炒栀子 10g，豆豉 12g，川牛膝 15g，车前子 15g，女贞子 15g，旱莲草 12g，珍珠母 30g。

7 剂，水煎服，日 1 剂，分两次服。

2012 年 9 月 24 日二诊

服 7 剂后，双侧耳鸣犹在，声响，伴头部胀痛，左侧为重，安静时明显，听见噪音或生气时可诱发，持续不减，声低，头部鸣响消失，左侧肩、肘麻木减轻，仍左侧头面部时有麻木，食后恶心，左侧胁肋隐痛，口干，喜温饮，牙龈出血，睡眠尚可，二便调。舌淡暗，苔薄白而润，脉弦滑。处方：柴胡疏肝散加减。

方药：柴胡 12g，白芍 15g，枳壳 12g，川芎 10g，泽泻 20g，生白术 15g，黄芩 10g，姜半夏 10g，灵磁石 30g，丹参 15g，川牛膝 15g，车前子 15g，生地黄 20g，当归 10g，陈皮 10g，姜竹茹 10g。

7 剂，水煎服，日 1 剂，分两次服。

2012 年 10 月 12 日三诊

服上方 7 剂后，患者再次复诊，双侧耳鸣缓解，头部胀痛消失，面部稍有麻木。左侧胁肋隐痛缓解。舌淡略暗，苔薄白，脉弦滑。原方 7 剂治疗。患者坚持复诊 2 个月后耳鸣消失。

【杜师评案】

古人诊耳鸣必辨虚实。耳鸣的虚实要依据耳鸣的症状、起病、全身状况等因素综合分析。一般而言，耳鸣暴发者多实，渐发者多虚；新鸣者多实，久鸣者多虚；实证耳鸣频率低、响度高，虚证耳鸣频率较高、响度较低；鸣声持续不歇多实，鸣声日轻夜重多虚；以手按耳屏鸣声愈响者多实，手按之鸣声减小者多虚；年轻、体质壮实者耳鸣多实，年老、体质虚弱者耳鸣多虚。但临床并非尽然，虚中夹实，实中夹虚，临床并非少见。秦伯未先生临证认为，实证多由于肝胆火气上逆，即《内经》所谓"一阳独啸，少阳厥也"，多伴有头痛头胀，心烦易怒，脉象弦滑，用柴胡疏肝散，大便干结者加芦荟以下降。虚证由于肾亏阴火上炎，或用脑过度，即《内经》所谓"髓海不足则脑转耳鸣"，多伴有头晕目眩，心悸腰酸，脉象细弱。脑为髓海，髓属于肾，治疗皆主滋补，用补肾丸，亦可加磁石镇静。民间单方用黑芝麻和核桃肉同捣常食，对便秘者兼有润肠作用。

【传承心得】

胆经行耳周，肝与胆相表里，肝阳上亢，必循胆经上扰而致耳鸣。治疗用黄连温胆汤清热燥湿，理气化痰，和胃利胆；珍珠母平肝潜阳；炒栀子清肝降火；女贞子、旱莲草滋补肝肾；川牛膝通络且引阳下行。二诊时头痛缓解不明显，则加川芎对症治疗头痛。

该患者以耳鸣为主症。中医认为左肝右肺，患者面部麻木及胁肋痛均以左侧为重，肝胆之经络布于两侧，故责之于肝胆。患者虽未诉明显情志因素，但情志不遂时可诱发加重症状，脉弦均为肝胆之气不舒的表现。肝胆失于疏泄，枢机不利，气不行血，则见胃脘及胁肋隐痛，肝气升于左，升发太过，故左侧症状重；气郁日久化火，沿肝胆经络上逆，扰动清窍，故见耳鸣、脑鸣；气血上逆，经络不利，故头面部麻木胀痛；肝木太盛，横逆犯脾，脾失健运，湿浊内生，上泛于口，故口中黏腻。苔微黄腻，脉弦为肝气太盛有痰之证。

第九节　调和营卫蠲不寐

【案例回顾】

姓名：米某　性别：女　年龄：59 岁　就诊日期：2018 年 10 月 10 日

主诉：入睡困难 3 年。

现病史：3 年前因思虑过多而出现入睡困难，寐而易醒，醒后难寐，间断服用安眠药，未见明显缓解，今为寻求系统中医治疗来诊。

刻下症：入睡困难，寐而易醒，醒后难寐，心悸，易怒，胸闷，手足心热，畏冷畏热，喜热饮，纳可，二便调。

既往史：患者既往体健。否认高血压病、冠心病、糖尿病等慢性病史。否认过敏史。

望、闻、切诊：得神，面色明润，呼吸调匀，未闻及异常气味及声音，舌淡稍嫩，苔薄稍黄，脉弦细而数。

中医诊断：不寐（营卫不和，虚热扰神）。

西医诊断：睡眠障碍。

治法：调和营卫，养心益肝。

处方：柴胡桂枝汤合酸枣仁汤化裁。

方药：柴胡 10g，黄芩 10g，姜半夏 10g，太子参 15g，桂枝 10g，白芍 15g，炙甘草 6g，茯苓 15g，炒酸枣仁 20g，知母 15g，百合 15g，生地黄 20g，远志 10g，陈皮 10g，川芎 6g，大枣 15g。

7 剂，颗粒剂，温水冲服，日 1 剂，分两次服。

随访

诸症明显缓解，故未继续就诊。

【杜师评案】

不寐的关键病机为阴阳不交，阳不入阴。患者思虑过度，紧张易怒伤及心肝，阴血内耗，心神失养，神不内守，阳不入阴，而出现入睡困难，寐而易醒，醒后难寐。肝血不足，心失所养则心悸、心神不安。肝郁可见胸闷，郁而化火则易怒。阴虚内热则手足心热。而时冷时热，易感冒亦为营卫不和的表现。舌淡稍嫩，苔薄稍黄，脉弦细而数为血虚肝旺使然。基本病机为营卫不和，虚热扰神，故治法为调和营卫，养心益肝，处方以柴胡桂枝汤合酸枣仁汤化裁。方中柴胡桂枝汤为小柴胡汤与桂枝汤合方，二者均具有和解、调和的作用。两方合用，则可调和营卫表里气血。一方面可安定心神；另一方面可针对患者易感冒、时冷时热的体质，改善患者免疫功能。再加上酸枣仁汤养心肝之阴，养血安神。此外，方中还合有百合地黄汤、百合知母汤，百合病因用百合为主药得名，恩师秦伯未认为"百合病的原因之一是由于精神刺激引起的，主要病情为阴虚内热，精神不安定"，百合病的症状多，包括失眠，百合补虚清热，生地黄养血凉血。方中百合配半夏在治疗某些顽固性失眠中常用，半夏秫米汤是《内经》中记载的最早治疗阴阳不和导致失眠的方剂，半夏具有和胃、调和阴阳的作用。故全方共奏调和营卫气血，通达表里，宣畅气机，养血清热，使心神安定之功。

【传承心得】

本验案主要体现了杜老在治疗内伤杂病中善用和解之法的学术思想。杜老和解之法常用的代表方为小柴胡汤。小柴胡汤宣通内外，和畅气机。营卫阴阳的正常运作是保证心神调节人之寤寐的基础。而当卫阳不能入于阴时出现不寐，如《灵枢·大惑论》中所言："卫气不得入于阴，常留于阳。留于阳则阳气满，阳气满则阳跷盛；不得入于阴则阴气虚，故目不瞑矣。"阴阳失和是不寐的基本病机，杜老应用柴胡桂枝汤配合酸枣仁汤、百合剂调和营卫气血、通达表里、宣畅气机，配以养血清热，达到调和阴阳的目的，终使心神安定，不寐得以明显缓解，收到良好的效果。为我们在临床中运用和解法治疗失眠，尤其是顽固性失眠提供了诊疗思路。

第十节　培中通阳宣寒痹

【案例回顾】

姓名：宋某　性别：女　年龄：68 岁　初诊日期：2019 年 11 月 25 日

主诉：全身寒气窜行 3 年余。

现病史：3 年多前因在国外照料家人起居，睡于木地板 1 周左右后，出现腰、背、双下肢寒气窜行，未予特殊诊治。回国后反复辗转于多家综合性三甲医院进行全身系统检查，均未见明显异常，亦曾接受中医方药、针灸等治疗，未有明显好转。现为求中医进一步诊治，遂来就诊。

刻下症：腰、背、双下肢自觉寒气窜行，坐卧时尤甚，活动后可减轻，伴有听力下降、晨起口苦、眼干，无口干。食欲尚可，便干，2~3日1行，夜卧难以入眠。

既往史：患者既往体健。否认高血压病、冠心病、糖尿病等慢性病史。否认过敏史。

望、闻、切诊：得神，未闻及异常气味及声音，舌淡暗，苔黄腻，中有裂纹，舌下络脉轻度迂曲，脉弦细。

中医诊断：痹证（寒痹，阳郁气滞）。

西医诊断：神经官能症。

治法：疏理气机，解郁通阳。

处方：柴胡桂枝汤合越鞠丸加减。

方药：柴胡10g，黄芩10g，姜半夏10g，太子参20g，桂枝10g，白芍20g，炙甘草10g，干姜10g，当归15g，枳实12g，酒大黄6g，厚朴10g，苍术10g，香附10g，川芎10g，夜交藤30g。

14剂，水煎服，日1剂，分两次服。

2019年12月9日二诊

患者自诉口苦、目干消失，但仍觉会阴部、小腹部发凉，自会阴部起有凉气上窜背部，下至双足，所至之处发胀，自觉所着衣物潮湿。畏寒喜暖，纳食尚可，夜间入睡困难，小便频数，夜尿2~3次，大便质干，2~3日1行。舌淡红，舌体胖大，苔薄黄，脉弦细滑。处方：奔豚汤合七气汤加减。

方药：桂枝10g，白芍15g，炙甘草6g，姜半夏10g，茯苓20g，当归15g，黄芩10g，葛根15g，益智仁15g，乌药10g，山药20g，小茴香10g，党参20g，肉桂3g，黄连6g，鹿衔草30g。

7剂，水煎服，日1剂，分两次服。

2019年12月16日三诊

患者入睡较前容易，夜间可寐3~4小时，夜尿频次减少，但仍有阴凉之气上冲感、全身胀满感及潮湿感，足末冷，汗出不多，恶风不著，口微苦，面色萎黄，纳食可，大便干，2~3日1行。舌淡红，苔薄黄，脉弦硬。处方：逍遥散合肾着汤加减。

方药：当归 15g，白芍 20g，生白术 15g，茯苓 15g，柴胡 10g，枳壳 15g，苍术 10g，黄柏 10g，姜半夏 10g，党参 15g，桂枝 10g，炙甘草 6g，干姜 10g，桃仁 12g，瓜蒌 30g，紫苏子 15g。

7 剂，水煎服，日 1 剂，分两次服。

2019 年 12 月 23 日四诊

患者寒气窜行感减轻，但仍有双腿冰凉、潮湿之感，后背发冷，会阴、大腿根部发紧感，小腹有冰化冒气之感，寐时腰、臀、小腹部微感胀痛，夜尿 2 次左右，无尿痛，偶有口苦，无口干，纳食可，大便 2 日 1 行。舌淡暗，苔薄黄腻，舌下络脉轻度迂曲，脉弦细缓。处方：真武汤合肾着汤加减。

方药：茯苓 20g，生白术 20g，白芍 20g，炮附片 10g，干姜 10g，炙甘草 6g，当归 15g，苦参 15g，蛇床子 15g，紫苏子 20g，桂枝 10g，生地黄 30g，香附 12g，乌药 12g，山药 20g，生薏苡仁 30g，生姜 3 片（自备），大枣 4 枚（自备）。

7 剂，水煎服，日 1 剂，分两次服。

2019 年 12 月 30 日五诊

患者会阴部及大腿根部发紧、小腹部胀痛及全身寒气攻窜感明显减轻，口苦消失，腰及双下肢仍略感发凉、潮湿，夜尿 2 次左右，纳可，大便 2 日 1 行。舌淡暗，苔薄黄，舌下络脉轻度迂曲，脉弦细。予前方去生地黄、山药、生薏苡仁，加党参 20g，苍术 10g，桑螵蛸 15g，决明子 15g。再服 7 剂后诸症减轻，守方加减以稳固疗效。

【杜师评案】

秦伯未先生曾在《谦斋医学讲稿》中将"气病治法"概括为"补、疏、升、降"四类，提出"气虚则补，气滞则疏，气陷则升，气逆则降"。《素问·举痛论》云："百病生于气也。"临证可灵活运用调气诸法于外感、内伤之诸气失调。痹证即是因风、寒、湿等外感邪气侵袭人体，闭阻经络，而使体内气血运行不畅所成之病证。秦老认为，"痹是痹闭，即气血阻塞不通的意思"，其常"由于外邪侵入经络，使气血流行不畅"。《金匮要略》中有邪气入络、入经、入腑、入脏之分别，外邪侵袭，痹阻经络，气血不通，痹证初成；邪侵日久，耗伤气血，脏腑失于荣养，内外合邪，常见风木之气冲逆，水湿之气泛溢，中土运化失司，气血生化乏源。故痹证常以气滞、气逆为标，气虚为本，治疗时应注重"气为血之帅""气行血亦行"之理，以疏通滞气、平降逆气而治标，培补中气、温通阳气而治本。

【传承心得】

此患者缘于曾久处、久卧于寒湿之地，风寒湿三气杂至合而为痹，与《灵枢·贼风》所云"尝有所伤于湿气，藏于血脉之中、分肉之间，久留而不去……其开而遇风寒，则血气凝结，与故邪相袭，则为寒痹"较为契合。杜老认为，痹证发病除与外感风、寒、湿等邪气密切相关外，亦需重视外邪痹阻经络而伤及气血，尤其针对痹证日久者，更强调条达气机、温通气血的重要性。针对本例久病寒痹者，先予柴胡桂枝汤、越鞠丸加减条达气机解阳郁，又用奔豚汤、七气汤化裁疏肝补肾平冲气，再以逍遥散、肾着汤、真武汤等方柔肝健脾温肾气，并佐温阳活血之品以调和气血。此案患者兼见气虚、气滞、气逆诸证，杜老谨守病机，灵活运用秦老补气、疏气、降气之法，针对气虚施以"培补中气法""温补肾气法"，针对气滞而用"疏肝理气法"，针对气逆则以"平冲降气法"治之，重视阳气、肝气、肾气以及气血并调在痹证中的应用，收效良好，可资借鉴。

第十一节　补肝益肾温寒痹

【案例回顾】

姓名：王某　性别：女　年龄：49 岁　初诊时间：2019 年 11 月 15 日

主诉：四肢冰冷 5 年。

现病史：5 年前无明显诱因出现四肢冰冷，以肘膝关节以下尤甚，伴有腰部冷痛，曾于地方医院诊断为风湿性关节炎，未经系统治疗，常于着凉后发作、加重，无关节肿大及变形，5 年间发作时常以针灸、拔罐治疗，效果不佳，经常反复，现为求中医治疗来诊。

刻下症：四肢冰冷，肘膝关节以下尤甚，腰部冷痛，脱发，偶有右侧头痛，无胸部不适，腋下不适，胃胀，易嗳气，少有反酸，纳可，眠差，大便可，小便频，夜尿4~5次。

既往史：乳腺增生10年，子宫肌瘤5年，甲状腺结节3年。否认过敏史。

望、闻、切诊：得神，面色少华，体型匀称，呼吸平缓，未闻及异常气味及声音，胃脘部无压痛，手足凉，舌淡红，苔薄黄，脉沉细尺弱。

中医诊断：痹证（肝肾亏虚）。

西医诊断：风湿性关节炎。

治法：补益肝肾，强壮筋骨。

处方：二仙汤合二至丸加减。

方药：仙茅10g，淫羊藿15g，当归15g，白芍20g，女贞子15g，墨旱莲15g，何首乌20g，白蒺藜10g，酒萸肉15g，生杜仲15g，菟丝子15g，补骨脂15g，独活12g，桑寄生30g，续断15g，土茯苓30g。

7剂，水煎服，日1剂，分两次服。

随访

诸症已明显缓解，故未继续就诊。

【杜师评案】

患者中年女性，以四肢冰凉为主诉来诊，伴有肘膝关节痛、腰部冷痛、脱发等症状，属于"痹证"范畴。也有一些更年期的症状，主症为四肢冰凉、腰部冷痛，整体表现为阴阳不和，寒热并见，上热下寒，故用二仙汤合二至丸为基础治疗。本案中患者正值七七，肾精枯竭，而元阴元阳藏于肾，故治疗应滋补肾精。患者发病多因肾阳不足，失于温煦，导致了血脉不通，腰部冷痛，四肢也因温煦不足而逆冷，肝肾亏虚，阴难以制约相火，相火上炎。因此患者既有缺乏肾阳温煦导致的四肢厥逆、腰部冷痛等肾阳虚之症，又有苔黄、反酸等相火上炎之症，阴阳失于调和，寒热错杂，故治以补肝肾温肾阳。故本案用药以二至丸加当归、白芍、何首乌、山萸肉补肾精，益阴血，以二仙汤、菟丝子、补骨脂、杜仲、续断温肾化气，并于阴中求阳，独活、桑寄生强腰膝，全方用药平和，阴阳兼顾。患者主诉腰膝冷痛，多应补肾阳，但阴阳互根互用，得其要旨则补阳的时候，从阴中求阳，刚柔并济，杜仲、菟丝子都有这种效果，阴阳双补。所以本案在填补肾精的基础上于阴中求阳，用二仙汤合二至丸化裁。

【传承心得】

患者中年女性，以四肢、腰部冷痛为主症，既往有乳腺增生、子宫肌瘤、甲状腺结节病史，诊断为痹证。患者年近半百，身体逐渐衰老，肾精不足，阴阳两虚，失于肾阳温煦，则四肢、腰部冷痛。患者肝肾亏虚，《素问·六节藏象论》云："肾者……其华在发。"发为血之余，阴血不足则易致脱发。方中仙茅、淫羊藿温补肾阳，女贞子、墨旱莲滋补肝肾，当归、白芍滋阴补血，独活、桑寄生强腰膝，何首乌、酒萸肉、杜仲、菟丝子、补骨脂补肾，杜老在使用二仙汤温补肾阳的同时兼顾了患者为更年期女性，会存在肝肾亏虚、阴血不足，所以配合使用二至丸加当归、白芍补肝肾阴血，兼以祛风湿、补肝肾、强筋骨，针对主症，一周显效。

第十二节　清利湿热减腰痛

【案例回顾】

姓名：金某　性别：女　年龄：64岁　初诊日期：2018年5月16日

主诉：腰部及小腹间断性坠痛半年余。

现病史：半年多前无明显诱因出现腰部及小腹间断性坠痛，查腰腹部CT、腰部MRI及腹部超声、胃镜等均未见明显异常，现为求中医诊治，遂来就诊。

刻下症：腰部及小腹间断性坠痛，尿道灼热，偶有尿血，双足痛麻，时有燥热，无明显口干，偶有心慌，自服黄芪颗粒可缓解，食欲差，纳少，反酸烧心时有发作，服用兰索拉唑后可缓解，眠差，入睡困难，大便1～2日1行。

既往史：高血压病史 15 年，自诉血压控制尚可；糖尿病病史 12 年，自诉血糖控制尚可；2013 年曾因"子宫脱垂伴子宫肌瘤"行子宫颈切除术。

望、闻、切诊：得神，未闻及异常气味及声音，舌红，舌体胖大，苔薄黄腻，脉细弦。

中医诊断：腰痛（湿热阻络伤阴）。

西医诊断：高血压；糖尿病；子宫颈切除术后。

治法：清热利湿，养阴通络。

处方：猪苓汤、四妙丸合黄芪赤风汤加减。

方药：生地黄 30g，猪苓 15g，泽泻 15g，滑石 20g，生薏苡仁 30g，苍术 10g，黄柏 12g，川牛膝 15g，百合 15g，姜半夏 10g，夏枯草 15g，车前草 30g，炙黄芪 30g，防风 10g，赤芍 15g，丹参 20g。

14 剂，水煎服，日 1 剂，分两次服。

2018 年 5 月 30 日二诊

患者诉服上方后腰部及小腹坠痛明显缓解，尿灼热消，纳食较前好转，反酸烧心、心慌程度及频率较前均减，大便成形，每日 1 行，入睡好转。仍有双足痛麻，燥热，多梦，无汗出，无心烦。舌尖红，有芒刺，苔薄黄腻，脉弦滑。处方：二妙丸合二至丸加减。

方药：生黄芪 30g，生地黄 30g，猪苓 15g，泽泻 15g，竹叶 6g，生薏苡仁 30g，苍术 10g，黄柏 10g，当归 15g，女贞子 20g，旱莲草 15g，夏枯草 15g，白芍 30g，炙甘草 6g，麦冬 15g，姜半夏 10g。

14 剂，水煎服，日 1 剂，分两次服。

随访

药后诸症皆减，双足痛麻消失，二便通畅，睡眠改善。

【杜师评案】

历代诸家治疗腰痛，多分虚实两端论治，即所谓"不荣则痛"与"不通则痛"。如《金匮要略》中载有肾气丸可治疗肾虚腰痛，肾着汤（甘姜苓术汤）可治疗寒湿腰痛。《七松岩集》中指出虚者是"两肾之精神气血虚也"，实者是"腰内空腔之中，为湿痰瘀血凝滞不通而为痛"。秦伯未先生的《谦斋医学讲稿》中亦将腰痛分为肾虚、寒湿、扭伤三类，分别治以滋肾阴、补肾阳、填肾精、祛寒除湿、理气活血等法。需要注意的是，由"湿痰瘀血凝滞不通"所致腰痛日久，亦可见化热伤阴之证，如本案患者即以湿热阻络伤阴之表现为主，故以四妙丸合猪苓汤为主方清热利湿育阴，再随证加减，兼以通络。其中，猪苓汤在《伤寒杂病论》里多次出现，原方主要用于治疗"脉浮发热，渴欲饮水，小便不利"及"少阴病，下利六七日，咳而呕渴，心烦不得眠"等表现，临床上由于水热互结，气化不行之病机所致诸症均可以考虑使用猪苓汤。如《类聚方广义》就载其可用于"治淋病点滴不通，阴头肿痛，少腹膨胀作痛者"，此案患者亦有小腹胀痛、尿道不利的表现，正适于此。

【传承心得】

《丹溪心法》云："腰痛主湿热、肾虚、瘀血、挫闪、有痰积。"提出湿热所致腰痛可用"苍术、杜仲、黄柏、川芎之类"。清代医家张秉成《成方便读》中所载二妙丸即由苍术、黄柏二味组成，为治疗"湿热盛于下焦""蕴留经络之中"之要方，杜老临证治疗湿热流注下焦之证者，常以此方为基础加减变化，方中苍术燥湿健脾，黄柏苦寒直清下焦，加牛膝补肝肾强筋骨而引药入下焦，为三妙丸；再加薏苡仁，去湿热而利筋络，为四妙丸，适于本案湿热所致腰痛患者。兼见小腹坠痛，伴有尿道灼热、尿血、燥热等症，其脉细弦，虑为湿热阻碍膀胱通利而伤及阴血所致，故合以猪苓汤清热利水育阴，以生地黄易阿胶减滞腻之性，而取其凉血止血之效。针对寐差之症，杜老常用百合、半夏药对以交通阴阳；素有高血压，则以夏枯草、车前草降压而又可清热除湿。同时，湿热下注日久入络，又见双足痛麻之症，杜老以王清任《医林改错》中益气祛风、通络除痹之代表方黄芪赤风汤治之，取其"能使周身之气通而不滞"，佐以丹参，既助活血通络，又兼顾患者心慌之症。诸药共奏清热利湿、养阴通络之功，切中肯綮，故服药后诸症皆轻。二诊时湿热已减，以双足痛麻、燥热、多梦表现较突出，故仍守方以二妙丸、猪苓汤为基础，加入芍药甘草汤舒筋止痛，又寓二至丸、竹叶石膏汤之意于其中，养阴润燥，清除余热而收功。

第十三节　益气养阴理溏结

【案例回顾】

姓名：裴某　　性别：女　　年龄：53 岁　　初诊日期：2019 年 12 月 16 日

主诉：大便溏结不调 1 年余。

现病史：1 年余前行"直肠癌切除术"后出现大便溏结不调，干时如羊屎，伴肛门胀痛，自服清热通便药（具体不详）后可缓解，无便血、腹痛，未行放化疗，分别于 2019 年 12 月 4 日、2019 年 12 月 10 日行"直肠息肉（4 枚）摘除术"，但大便性状未见明显改善，遂来就诊寻求中医治疗。

刻下症：大便溏结不调，反酸烧心，嗳气，晚餐后尤甚，口干口苦，鼻腔干涩、结痂，口唇溃疡，遇冷诸症加重。平素急躁易怒，手足凉，得温则减，头枕部偶发疼痛，无头晕、恶心呕吐。纳可，眠可，夜尿 1 次。

既往史：2 型糖尿病 10 余年，空腹血糖 7 ~ 9mmol/L。否认高血压病、冠心病等慢性病史。否认过敏史。

望、闻、切诊：得神，未闻及异常气味及声音，舌红，边有齿痕，中有裂纹，苔薄黄根腻。脉沉细略数。

辅助检查：2019 年 3 月做胃镜示：慢性浅表性胃窦炎；2019 年 12 月 2 日做肠镜示：直肠癌术后，吻合口黏膜充血水肿；结肠息肉。息肉病理示：管状腺瘤，伴低级别上皮内瘤变。

中医诊断：肠蕈（气阴两虚）。

西医诊断：①直肠癌术后；②结肠息肉；③慢性浅表性胃窦炎。

治法：益气养阴。

处方：六君子汤合左金丸加减。

方药：生黄芪 20g，太子参 20g，生白术 15g，茯苓 15g，炙甘草 5g，生地黄 20g，天门冬 15g，姜半夏 10g，陈皮 20g，竹茹 15g，黄连 6g，吴茱萸 3g，夏枯草 10g，高良姜 10g，白及 10g，丹参 20g，杏仁 10g，生薏苡仁 30g。

14 剂，水煎服，日 1 剂，分两次服。

2019 年 12 月 30 日二诊

服药后患者大便性状、肛门胀痛较前改善，反酸烧心、口干口苦均有所减轻，鼻腔不觉干燥。昨日晚餐食生冷之品后，凌晨 2 时左右出现腹胀，恶心呕吐 1 次，排便 4 ~ 5 次，量多，呕吐后症状缓解，出现胸闷、反酸烧心，自服消食养胃片、吗丁啉后稍有缓解，手足凉，纳少，寐一般，大便日行 1 ~ 4 次，成形，质不干，大便不爽，小便调。舌淡暗，边有齿痕，苔黄根厚腻，脉沉细略数。处方：六君子汤合左金丸加减。

方药：生黄芪 30g，太子参 20g，生白术 30g，茯苓 15g，当归 15g，白芍 15g，枳壳 15g，柴胡 10g，黄连 10g，厚朴 10g，姜半夏 10g，夏枯草 10g，吴茱萸 3g，陈皮 15g，生薏苡仁 30g，莪术 10g，防风 10g，荷叶 15g，神曲 15g，瓦楞子 20g。

14 剂，水煎服，日 1 剂，分两次服。

随访

大便性状基本正常，肛门胀痛未再发作，嘱其清淡饮食，避免冷、硬及辛辣食物，定期复查胃肠镜。

【杜师评案】

肿瘤患者的诊疗应当结合基础病，综合主症、舌脉来看。此患者术后还未进行放化疗，但病程较长，肠息肉切除后，病理检查示管状腺瘤，胃镜提示上消化道亦有炎症，结合其基础病糖尿病、免疫功能较差，本虚应以气阴两虚为主，标实则表现为胃肠瘀毒。治疗此类患者，中医注意扶正为主，兼顾标证。扶正方面主要以六君子汤为基础，调理中焦，改善免疫功能，养阴清热；清心火清肝火，清心火则火不乘金，肺金清肃，制约肝木，肝郁自然缓解。患者恶心、嗳气，再加橘皮、竹茹顺气止呕；患者手脚凉，胃脘亦怕凉，为脾胃虚寒之象，故用高良姜温脾散寒。患者标实表现为胃肠瘀毒，痰浊中阻，以丹参活血祛瘀，生薏苡仁、夏枯草、杏仁等祛湿解毒、理气散结。白及苦甘微寒，归肺胃经，常用于肺胃出血，尤其是咳血、胃出血，既可内服又可外用，能收敛，也能疏散，针对疮疡溃烂，可起生肌之效，不仅缓解患者肛门胀痛，也可缓解直肠癌术后的肠道黏膜损伤。半夏、夏枯草、莪术、瓦楞子相伍，夏枯草清热散结，具有抗癌作用，较白花蛇舌草、半枝莲毒性小，配合莪术化瘀散结，瓦楞子制酸、散结，此类化痰散瘀药大部分均有抗癌之效。另外，防风、荷叶可升清气，取玉屏风散之意，用柴胡、防风、当归、芍药通经络；防风、柴胡都能升散，配合芍药、枳壳，又有四逆散之意，可调和肝脾，保证气血顺畅，有助于术后患者恢复。

【传承心得】

患者中年女性，遭值七七，任脉虚，太冲脉衰少，天癸竭，气血逆乱，百病于生。《素问·举痛论》曰"百病生于气"，故罹患大疾，虽一时不致危殆，但已气阴两虚。大便溏结不调，反酸烧心，是为脾失健运；嗳气，急躁易怒，是为肝气逆乱；口干口苦，鼻腔干涩、结痂，口唇溃疡责之为阴虚；手足不温，是气不能行达四末；本已气虚，气遇冷而凝，则气虚更甚，故见诸症遇冷加重；舌红有齿痕裂纹、苔薄黄根腻、脉沉细略数是为气阴两虚，脾运不佳，湿热内蕴。方用六君子汤理脾气、和胃气，用左金丸疏肝气、畅腑气。加减亦寓大柴胡汤之意，大柴胡汤乃小柴胡汤与小承气汤化裁而来，方中又蕴含四逆散之意，而柴胡剂调气机、善和解；太子参、甘草、厚朴三味药，旨在调气通腑之际，又可辅助正气；竹茹、生地黄、天门冬滋阴润燥，清热增液，以解阴虚，以除诸燥。全方共奏调气通腑、健脾扶正之功，故诸症得平。

第十四节　滋阴解郁清内热

【案例回顾】

姓名：李某　性别：女　年龄：37 岁　初诊时间：2013 年 6 月 5 日

主诉：五心烦热伴耳鸣 5 年余，加重 1 年余。

现病史：5 年前无明显诱因出现五心烦热，耳鸣，时如蝉，时如雷，经期尤甚，患者未予重视。1 年前上述症状加重，遂寻师问诊。

刻下症：五心烦热，夜间尤甚，时有盗汗，经期加重，伴有耳鸣目涩，其声有时如蝉，有时如雷，掩耳不止，口干黏腻不爽，纳可，夜寐不安，梦多，小便短黄，大便调。

既往史：患者既往体健。否认高血压病、冠心病、糖尿病等慢性病史。否认过敏史。

望、闻、切诊：双目有神，视物清晰；得神，思维有序，表情自然，反应灵敏；皮肤色泽荣润；形体灵活；语声自然，未闻及沙哑、呻吟等异常声音；未闻及异味；舌暗淡，苔薄黄，边齿痕，脉沉细。

中医诊断：内伤发热（阴虚）。

西医诊断：发热原因待查。

治法：滋阴清热。

处方：知柏地黄丸合二至丸加减。

方药：知母12g，黄柏10g，生地黄30g，山萸肉15g，山药20g，茯苓12g，泽泻15g，牡丹皮12g，桑叶15g，女贞子15g，旱莲草15g，益母草30g。

14剂，水煎服，日1剂，分两次服。

2013年6月19日二诊

服6月5日方后，患者五心烦热症状较前减轻，但仍耳鸣，舌红，苔薄黄，边齿痕，脉沉细。处方：丹栀逍遥散加减。

方药：当归15g，赤芍10g，白芍10g，茯苓12g，生白术15g，柴胡10g，栀子10g，牡丹皮10g，生地黄30g，泽泻15g，车前草20g，益母草20g，生甘草5g，枳实10g，淡豆豉10g。

7剂，水煎服，日1剂，分两次服。

2013年6月26日三诊

服上方后，患者五心烦热已不明显。但仍遗留耳鸣，呈持续状态，安静时明显，口干苦黏腻，纳眠可，二便调。舌淡暗，苔薄微黄，脉细弦。处方：血府逐瘀汤加减。

方药：当归15g，生地黄30g，赤芍15g，川芎10g，桃仁10g，红花10g，枳壳 10g，柴胡 10g，炙甘草 5g，桔梗 6g，川牛膝 15g，益母草 6g。

7 剂，水煎服，日 1 剂，分两次服。

2013 年 7 月 3 日四诊

服上方后，患者耳鸣次数明显减少，发作时其声不绝，如蝉附耳，经期尤甚，五心烦热已无，偶有晨起口苦，纳眠可。舌暗红苔薄黄，边齿痕，脉沉弦。处方：四逆散合二至丸加减。

方药：柴胡 12g，枳实 10g，赤芍 10g，白芍 10g，当归 15g，桑椹 15g，女贞子 15g，旱莲草 15g，夏枯草 10g，磁石 30g，蝉蜕 6g，石菖蒲 15g，益母草 20g，川牛膝 15g，车前子 10g。

7 剂，水煎服，日 1 剂，分两次服。

随访

诸症明显缓解，故未继续就诊。

【杜师评案】

对于发热患者，首先分清内伤还是外感，这是正确诊断和治疗的关键环节。内伤发热是由内因引起的，它的特征是起病缓慢、病程较长且多为低热或自觉发热，出现高热者较少，不出现恶寒或虽有怯冷但得衣被则温，可兼见头晕、神疲、自汗、盗汗、脉弱等症。外感发热是因为感受外邪导致的，一般多表现为高热，初期伴有恶寒恶风、头身疼痛、鼻塞流涕、咳嗽、脉浮等表证，如外邪传变入里，可以出现寒热往来或寒罢而壮热，病邪不除则发热不退，但总体而言外感发热起病较急，病程较短，不会缠绵五年之久。这个患者是典型的内伤发热，内伤发热的患者一般有气、血、水壅遏或气血阴阳亏虚的病史，该患者发热表现为五心烦热伴见盗汗、耳鸣目涩等症状，所以首先从阴虚入手。治疗后五心烦热的症状有所改善，但还有耳鸣，所以后续应当在补阴虚的基础上开郁热。治疗方面外感以桂枝汤、麻黄汤、小柴胡汤等治疗；内伤发热，则以气虚、血虚、气滞、血瘀为主要研究重点。郁者，则开导之。对于阳郁，更重要的是能够选择对证方药，分气血病位加以治疗。

【传承心得】

患者女性，年逾五七，阳明脉衰，且病程长达五年，气血营卫早已失调，妇人以血为本，月经乃血所化，每逢经期阴血下注于冲任，易使机体阴阳失衡，素体本就气血阴阳不足，经期稍有所触则更加重。阴虚不能制阳，虚阳上越，显于头面肌肤，潮热烦闷不得舒，夜汗频频。肾精不丰，失养其窍，而见耳鸣不绝，其声如蝉，隐约如丝，适逢经期，徒失经血，加重肾阴虚候，诸症加剧。虚阳难抑，扰动耳窍，偶见声响如雷；精血不能收敛心神，则见夜寐不安，梦多，虚热移热于小肠，蓄热膀胱，而见小便色黄，虚热内扰子宫，煎熬经血，终成瘀血，其色暗红，内夹血块，行经腹痛。参以舌脉，属于肝肾阴虚化热之候，治疗以知柏地黄丸合二至丸，滋阴清热。

内伤发热虽有郁火、瘀热、阴虚、气虚等之分，但常以阴虚郁火的兼夹证型多见。复诊问之，阴虚内热之症减，而耳鸣之症昭，二诊、三诊、四诊，总以"郁"概括之。其中，二诊以"气郁"，三诊以"血郁"，四诊以"阳郁"。气郁者，不离疏肝理气；血郁者，不离活血化瘀；阳郁者，不离通阳解郁。二诊方取丹栀逍遥散，合黑逍遥散化裁疏理肝气，不忘清肝郁所致之火热：生地黄、丹皮、栀子、泽泻以清热泻火；淡豆豉宣发郁热，车前草移热于小肠，导热于溺；益母草移热于经络，透热于血。三诊方取血府逐瘀汤化裁活血行气，化瘀透热：桃红四物汤以活血行气，四逆散以开郁调畅气血；佐以升药桔梗、柴胡，降药川牛膝、益母草，升降有常，气血运行得畅，郁证得消。四诊方取四逆散合二至丸化裁透邪解郁，滋阴泄热：四逆散守前诊之法则，通阳解郁泄热，加二至丸滋肾阴，以成壮水之主之势；益母草、车前子、川牛膝，可引上部之郁火而入肾水，成引火归元之义；石菖蒲、旱莲草、女贞子滋肾养耳，开心窍，聪耳目，专攻耳鸣；夏枯草苦寒入肝经，解内热，缓肝火；磁石咸寒入肝肾，清肝益肾，泻火壮水，专治肝旺肾虚之耳鸣、耳聋；蝉蜕甘寒，循肝入血，凉肝通络，泄肝经之热，通经络气血，以解郁疾。

下篇　师徒问答实录

第三章　虚聆阆论

第一节　治疗咳嗽的临床经验

学生甲：杜老，咳嗽的治疗应遵循什么治则治法？

老师：治疗咳嗽先要辨清咳嗽的寒热属性和位置，从局部症状找到与相应脏腑及气血阴阳的关系，审机求因，再进行协调脏腑气血阴阳失衡的整体治疗，切忌单纯使用止咳化痰药。其表里之辨，关键辨识表证存在与否，区别外感与内伤，表证常伴有发热恶寒、头身痛、脉浮等。辨寒热，重在识痰之色与质，色黄为热、白为寒，质稠为热、稀为寒。咳嗽为肺气上逆，其病位在肺，由于脏腑相关，其他病证也可涉肺而发，所谓病同而病机各异，故宜审其症，以明其病位所在脏腑之标本虚实，而后辨证论治。咳嗽初起，治宜解表宣肺、通达内外、祛邪外散，小柴胡汤为临床常用方。同时治疗咳嗽重视调畅气机，恢复肺之宣肃，并贯穿治疗始终，常用枳壳、橘红、柴胡、前胡、桔梗，既有宣发，也有肃降。痰黏、量多、呕吐不爽者，可予桔梗、枳壳、川贝。痰鸣伴喘者，可予紫苏子、葶苈、百部、白前。咽喉不利、久咳者，可加牛蒡子、山药、苦杏仁。咳嗽日久，必然累及血分，痰瘀互结，治疗可配合理气药加当归、赤芍、川芎等血分药。当然治疗咳嗽还应通过调和脏腑阴阳达到止咳目的，如益心以和营血、疏肝利肺以畅气机、化痰当理气健脾、补肾需分阴阳，临床常用党参补肺脾之气，四君子汤或六君子汤健脾益气，杜仲、补骨脂补肾纳气。

学生乙：杜老，临床中应如何应用桂枝加厚朴杏子汤？

老师：桂枝加厚朴杏子汤是治疗咳喘的常用方剂。《伤寒论》第18条论述："喘家作，桂枝汤加厚朴、杏子佳。"喘家就是平素有多年喘病的人，这种患者新感中风以后，就容易出现肺气宣发肃降失调，然后引起宿喘的发作。那么，对于新感引发宿喘，应先治疗新感，治新感用桂枝汤，但是毕竟有肺气不利的宿喘存在，所以要加厚朴、杏子，兼以宽胸、利气、降肺、平喘。《伤寒论》第43条曰："太阳病，下之微喘者，表未解故也，桂枝加厚朴杏子汤主之。"太阳病应当发汗，泻下是一种错误的治疗。泻下以后，邪气陷于胸中，肺气不利，出现了轻微的喘，这属于新感新喘。新感用桂枝汤解肌祛风、调和营卫，但由于中风误下，风邪陷于胸中，风邪壅肺，肺气不利，故用桂枝加厚朴杏子汤。本方以桂枝汤解未尽之表邪，加用厚朴、杏仁以治新感所引动之咳喘，既可以治新感，也可以治新喘。临床应用时只要有发热、恶寒，汗出，鼻塞流清涕，干呕，痰多而稀，兼有咳喘，舌苔白而滑，脉浮缓者，皆可用之。若素有痰喘而由外邪引动，或桂枝汤证兼有咳嗽者，亦可用本方治疗。

第二节　喘证的脏腑论治

学生乙：您治疗喘证患者时，除了肺以外，还主要从哪些脏腑着手？

老师：治疗喘证，一般思路离不开肺肾，联系到脾，这三脏最多，当然也和肝有关系。肾为气之根，和肺一起共司气的出纳，肾不固则摄纳失常，气不归元，上逆于肺而喘。脾胃虚则土不生金，肺气不足而喘。肝气上逆刑肺，木火刑金，升多降少，也可致使肺气上逆而喘，而且肝与肾也是母子关系，相互影响。所以喘病比较复杂，是各个脏腑共同影响，它不是一个孤立的问题，所以临床上相对来说也比较难治。有的人就是暴怒之后喘病发作了，是明显的肝气、肝火夹杂着胃气一起上逆。临床上的患者，通常不同脏腑的问题是会合并在一起出现的，所以都要顾及。这样不论是肺，还是脾胃、肝、肾，都有照顾到。临床上重要的是审查病机，辨证准确，才能有针对性地用药，取得好的疗效。

学生丙：您治疗虚喘时，提到了张锡纯在《医学衷中参西录》里的方子，您能具体跟我们讲一讲他的思想吗？

老师：张锡纯生于清末民初，参加科举屡试不第，古人云：不为良相，便为良医。随后张锡纯开始研习岐黄之术、西方科学。废科举之后，他成为数学教师，后又成为军医辗转行伍，最后担任了近代第一所中医院院长。所谓百折不挠，君子不器，此之谓也。所以张锡纯的思想受其独特经历的影响，也别具一格。在《医学衷中参西录》里，张氏有专门关于喘证的论述，他认为肝肾、脾胃与喘证的关系较大。肾统摄下焦气化，纳呼吸之气，肾虚则不能统摄气化，冲气上冲，而肝木是为肾行气，其不能疏通肾气下行，也会随之上冲。这种属于肾虚不纳气的情况，应当滋阴补肾，佐以生肝血、镇肝气和镇冲降逆的药，张锡纯用参赭镇气汤、薯蓣纳气汤。张锡纯非常善用赭石，治疗冲气、肝气、胃气上逆都常用它来降逆气、降痰涎。他的参赭镇气汤其实有旋覆代赭汤的意思。另一种是因为猝然暴怒，激动肝气与肝火，使得冲气上冲，胃气上逆，张锡纯用降肝、平冲、敛肝的方法治疗。

喘证之于脾胃，一是可能痰积胃中，上溢于肺，用的是理痰汤，或者是参赭培气汤降逆清痰。如果痰进一步化为寒饮，积于胸膈胃腑引起喘证，就用《金匮要略》中的苓桂术甘汤温化寒饮，他将这种情况称为上焦阳虚。脾胃失和，气机的运转不畅，导致肺气上逆的喘，张锡纯用滋培汤，用山药补脾阴，白术理脾阳，再加上赭石、陈皮、牛蒡子降胃气。

还有一种情况，张锡纯认为胸中大气虚而下陷，不能鼓动肺的呼吸，气短不足以息，呼吸迫促作喘。我认为他说的"胸中大气"就是宗气。张锡纯认为大气下陷的喘，和肾不纳气的喘是有区别的，一个是气机下陷，另一个是气机上逆，治疗上也要区别对待。大气下陷用的是升陷汤一类，生黄芪、柴胡、升麻、桔梗都是升举的药，黄芪热所以用知母制约它。这种用药在临床也是可以借鉴的。

学生甲：老师，我们在临床上如何辨别痰湿证的哮喘患者属于有形之痰还是无形之痰呢？

老师：痰分有形之痰和无形之痰，有时候可以吐出来、咳出来，或者听见痰鸣音，或者体表可以触及痰核、瘰疬，所以是有形状的。但是有一部分痰，是看不见实体的，是由于肺、脾、肾失调，水液代谢障碍所形成的病理产物，它可以停留在胸胁、胃腑、经络、筋骨等全身各处。根据一些临床症状，如胸闷、身重、头晕、头昏重、梅核气、皮肤麻木、痹痛，包括一些怪病，如浑身疼痛的神经病变、癫狂，这些病好像都没有痰，但是患者表现出痰湿之证，用化痰治疗也是有效的。比如我们看过的郑老爷子，他是一个喘证的患者，却没有咳吐痰液的情况，但是舌苔这么厚腻，是有湿浊的表现，而且体胖，有高脂血症这一类的代谢性疾病，他这种就是无形之痰的表现。先师秦伯未先生将其治痰之法，凝练为"治痰八格律"。格，标准也；律，规则。有机会可以详细了解一下。

第三节　肺胀的治疗经验

学生甲：胸闷、喘憋、气短是日常生活中十分常见的症状，尤其是呼吸系统相关疾病，此类症状经常反复发作，令患者苦不堪言，临床上遇见患者除有胸闷、气短加重外，还有倦怠乏力、精神差等症状，病情复杂，不知当如何考虑？

老师：患者是典型的"肺胀"表现，西医学将其归为"慢阻肺急性加重"。《灵枢·胀论》曰："肺胀者，虚满而喘咳。"本虚标实是肺胀发病的病机本质，虚的本质责之于肺、脾、肾三脏虚损，标实乃痰浊与血瘀的积聚。这位患者年纪比较大，而且病程迁延日久，虚实夹杂，病情就比较复杂，所以症状也是多且杂。总的来说，辨为肺脾气虚，痰湿阻肺证，这在肺胀中也是比较常见的。肺的宣发肃降功能失司，痰饮之邪，阻碍气机，胃失于和降，就会胸闷、气短、喘憋加重；脾主运化，久病导致脾胃虚弱，无以滋养四肢，倦怠就严重些。考虑患者久病伤阳，且《金匮要略·痰饮咳嗽病脉证并治》指出："咳逆倚息而不得卧者，小青龙汤主之。冲气即低，而反更咳，胸满闷者，用桂苓五味甘草汤去桂，加干姜、细辛，以治其咳满。"因此，我们可以用苓甘五味姜辛汤来缓解喘憋的症状。临床上遇到病情复杂的患者，一定要抓住本虚标实的病机，做到补其虚，去其实。

学生乙：老师能向我们讲解一下临床辨治肺胀的其他思路吗？

老师：本虚标实是肺胀发病的病机本质，虚乃肺、脾、肾三脏虚损，标实乃痰浊与血瘀的积聚。病因为反复发作的多种慢性肺系疾病迁延不愈，进一步导致肺、脾及肾三脏俱损，进而使肺管不利，肺气壅塞等。临床上要注重扶正祛邪固本的原则，注重补益肺、脾、肾三脏，祛邪以逐瘀。《临证指南医案》有怪病多痰之称。不知痰乃病之标，非病之本也。善于治痰者，治其生痰之源，则痰自无矣。因此，行气、理气是治痰基础。所以朱丹溪指出"善治痰则调气为主，气顺痰消"。"不治痰而治气"为治痰之妙论也，指出治痰应当先治气机，气机调畅，痰去而喘自止。对于肺胀患者，肺、脾、肾三脏俱虚的患者，常将补益肺脾、补肾纳气、滋补肾阴肾阳药同用。针对肺胀痰瘀阻肺证的患者，常将宣降肺气化痰、温肺理气化痰、破血行气化瘀等药同用。

第四节　哮喘病的用药特点

学生甲：杜老师，哮喘急性发作应用小青龙加石膏汤时用药重点是什么？

老师：小青龙加石膏汤有祛风寒、宣肺气、豁痰热之功效，胡希恕胡老说石膏除了可以清阳明热以外，也有定喘的作用，不加石膏，小青龙汤的效果就很难说；加了石膏，喘息就很明显好转。胡老常用石膏治疗肺热外寒的喘，因为尽管是寒饮引发的喘，但寒饮亦可化热。哮病病程较长，病理因素不是单一的寒或者水饮，往往有化热伤阴，要是单纯用小青龙汤，未重视化热，只用麻黄桂枝细辛干姜，患者可能会症状加重，出现烦躁气急、心动过速。我实习时曾见过一位老年妇女患者，有喘息、吐泡沫痰、怕冷、寒战，外寒内饮的表现，是小青龙汤证，但一定要综合全面看，患者是否有口渴、烦躁，脉象数。那时候刚学完方剂，初用小青龙汤，患者稍微有点热，完全用它，患者反应很大，复诊舌红、气急、口干渴，加石膏后症状明显改善。

张锡纯也特别爱用石膏，不只阳明经证用石膏，好多病都用，石膏内热烦渴，除了伤寒温病可以用，内伤病喘病，甚至脑炎等均可用。20世纪50年代石家庄一带流行乙型脑炎，开始用大量石膏有效，第二年湿重再用白虎汤效果不明显。张锡纯用石膏很讲究，常常配合山药护胃，不用药效缓和的粳米。热伤津液重症、津液不足时，用人参可以代替山药，即白虎加人参汤。如果阴虚血热，不只用知母，还可以石膏配生地黄，加山药。张锡纯石膏用量比较大，治疗脑病和呼吸道咳喘病用得都很多。门诊我们用的麻杏石甘汤，有时用黄芩、桑皮代替石膏，石膏不仅能清肺胃热，也有解肌的作用。

学生乙：杜老师，哮喘急性发作，定喘汤加减方中的石膏、黄芩及桑白皮，临床上选用时应注意什么？

老师：定喘汤组成中包含黄芩、桑皮。桑皮、地骨皮都能清肺泻肺，泻白散即桑皮、地骨皮。黄芩清上焦热比较突出。定喘汤中用黄芩、桑皮治疗膈热；麻黄、杏仁宣肺散寒，白果敛肺，白果和麻黄，互相配合，一宣一敛。喘憋发作有喘而汗出，有久喘伤气，早期是肺脾气虚，晚期就是肾气虚了。定喘汤常在治疗慢性的喘息急性发作时配伍，有时加当归、厚朴，一在气一在血，患者反复发作，补气的同时兼顾养血和血效果更好。喘逆的患者，厚朴下气、宽中祛湿、调理气机，杏仁、厚朴亦常选用，首诊选桂枝加厚朴杏子汤就是取其调畅气机的作用。一般肺热表现较重，用石膏清泄里热。

第五节　胃痛初期的辨证论治

学生甲：您曾说胃痛初期以气滞为主，如果发展下去会如何？该如何辨证论治呢？

老师：胃痛一般分三个阶段，就是早、中、晚三期。疾病要是过了两三年没有痊愈，到了中期，就不完全是气滞问题，肯定涉及一些瘀阻了，古人说"久病必有瘀"，这里不光有血瘀，也可能有湿阻，疼痛程度一定有所加重，可能从胀痛变成刺痛、绞痛，有的血瘀重证伤及胃络也可以伴有出血。到了这个阶段，董建华董老的思路是用刺猬皮、九香虫，再配合金铃子散，药用川楝子、延胡索；若伴有出血的话就配失笑散，用蒲黄炭和五灵脂来活血化瘀。要注意，活血化瘀的同时也需要理气，活血、祛湿的时候都要想着理气，气行则血行，气行则湿化，气血湿之间是紧密联系的，要用理气来促进活血、祛湿。晚期的话要十年八年以后了，这就算病程很长了，肯定是以虚为本，这时候就需要辨证是中焦虚寒还是脾胃阴伤，一个是偏气偏阳，另一个是偏阴偏血。偏阳气虚的就用黄芪建中汤，偏阴血虚的就用益胃汤、沙参麦冬汤来养胃阴。但是还有一部分患者，反复发作，迁延不愈，除了气血痰湿以外，常常是寒热错杂，虚实并存。在这个阶段，患者就会心下痞满，胃脘部胀满、痞塞不通，并且怕凉，伴有恶心、呃逆，舌苔也会比较腻，微黄或者黄白相间，有的可能上热下寒，有的还会大便不通畅，这些情况都会出现。这就提示我们患者属寒热错杂兼有湿浊，应用泻心汤辛开苦降，特别是半夏泻心汤。

学生乙：杜老，这种胃病虚证都以滋阴或补阳为主要治法吗？

老师：慢性阶段有一些胃下垂、黏膜脱垂等表现，也可以用一些益气生津的药，不是全部用建中汤，可以用补中益气汤，如升麻、柴胡、防风、葛根，这些药可有选择地应用一到两味。此外，还要重视脾胃的升降功能，要保持腑气畅通，清气能够上升，"清阳出上窍，浊阴出下窍"，要注意这个问题。有的患者还容易兼有肝气，比较容易激动、着急，精神比较紧张，要注意疏肝解郁、理气止痛。

学生：胃痛是日常生活中非常常见的病症，我们自己也经常出现这类症状，一般都以气滞或者寒邪克胃为因，但临床上遇见一些中老年患者，自诉症状多，除胃痛明显之外，还有头痛、自汗、乏力、寒热不调、大便不畅等症状，令人无从下手，不知当如何考虑？

老师：脾胃系统功能正常是身体健康的根本。李东垣在《脾胃论》中说："百病皆由脾胃衰而生也。"而且脾胃病多为慢性疾病，病程一般来说比较长，特别是中老年患者，病势缠绵，病情就比较复杂，所以主诉的症状也会比较多而杂。《中医内科学》教材一般将胃痛分为寒克、食滞、瘀血、肝胃不和、胃阴不足、脾胃虚寒等几大类，但临床上我们遇见的患者常寒热互见、虚实错杂、阴阳混淆不一，因此需要我们在临床诊治时主要抓住"虚实寒热"四点，分清虚实多少，辨明寒热轻重。

学生： 杜老，如何明辨寒热虚实，您能否展开给大家讲讲？

老师： 中医学是以患者症状为主要着眼点的学科，我们日常诊治疾病，都是从对患者的症状分析入手。如何分辨寒热虚实，就需要我们有扎实的中医诊断学的基础。比如恶热与喜温、喜按与拒按、疼痛的性质等。证属虚属寒时，患者往往表现为胃脘部的胀闷不舒，喜按喜温，或者间断性的隐痛。证属实属热时，大多恶热喜凉，疼痛较剧烈，甚至大汗淋漓，胃脘部拒按。除了分析患者的主症，我们还需要从兼夹症中去分辨寒热虚实。例如，口渴与否，面红还是肢冷，小便短赤还是清长，大便是干结难出还是稀溏泄泻。万变不离其宗，患者病情再复杂，分析上还是运用阴阳五行、八纲辨证、卫气营血等这些基础理论。

学生： 若我们从患者症状中已辨明其寒热并见，又该如何治疗呢？

老师： 凡遇中焦寒热错杂的证候，可选择寒热并用、辛开苦降的治疗方法。董建华老师就非常擅长用此法治疗胃脘疼痛、痞满呕恶、肠鸣泄泻等病症，只要抓住患者寒热错杂的病机，选用此法效果颇佳。在临床上，我们常用半夏泻心汤。半夏泻心汤在《伤寒论》里原治心下痞证，是柴胡汤证因误下后损伤中阳，寒从中生，少阳邪热乘虚内陷，以致寒热错杂，故成心下痞证。因无形邪气内陷于里，所以胀满而不痛不硬；中阳虚损，寒热互结，升降失常，所以恶心呕吐，肠鸣下利。这种情况当平调寒热，益气和胃，散结除痞。看看半夏泻心汤的组成：君药半夏，苦辛温燥，能散结除痞，和胃降逆；干姜辛热，温中散寒，可以助半夏温胃消痞以和阴，而黄芩、黄连苦寒降泄，能清泄里热以和阳，此三药为臣药。四药相配，可以发挥辛开苦降、寒热并调的作用。同时，半夏泻心汤方中还有人参、炙甘草、大枣为佐药，是因为原方证中有中虚失运的问题，参、枣、草三药可达甘温益气、健脾补中的效果。总的来说，半夏泻心汤的配伍特点就是寒热并用、辛开苦降、补泻兼施。当然，除了辛开苦降，我们还要根据患者的兼夹症适当配伍药物，有头痛的可以加川芎、白芍等，咽喉不利伴咳嗽的可加杏仁、桔梗，痰湿重的可以用苍术、厚朴等，胃气上逆明显的可考虑配以旋覆代赭汤，诸如此类。

今天给大家讲了脾胃病寒热错杂证的治疗，调理脾胃的方法当然不止这一种，临床上还需要注意滋阴通降、补疏兼施、表里同治、散敛同用等。

第六节　胃痞的辨证论治

学生甲：很多患者是由于情绪因素导致胃部不适症状加重的。胃痞发病与情志因素密切相关吗？应当如何预防？

老师：胃痞在消化系病症中较为常见。生活压力的增大、生活节奏的加快，使得人们的焦虑问题随之增多，很容易出现胃痞。其发病原因有饮食不节、情志不畅、过度劳累等。病机为脾失运化，胃失和降，使得胃肠功能紊乱；土虚木乘，肝气横逆犯胃，气机升降失常。因此，除锻炼等条达情志的方法外，在平时感觉吃饭没有食欲时，就可以服用逍遥丸或丹栀逍遥丸来缓解不适，因其有和血调经、疏肝健脾之功。其中，柴胡疏肝解郁，白芍和当归有活血化瘀及柔肝养血之功；茯苓和白术健脾化痰除湿；甘草补中益气；生姜和中温胃；薄荷可疏散郁热；而丹栀逍遥丸中多加栀子可泻火除烦；牡丹皮凉血导热下行，可用于急躁易怒的胃痞。这两种中成药兼顾气血调和，兼治肝脾，可明显地缓解焦虑，从而起到预防胃痞的作用。

学生乙：杜老，您二诊时加了淡豆豉一味药，为何收效甚显？

老师：淡豆豉辛散苦泄性凉，归肺、胃经，有除烦、宣发郁热之效。患者二诊时偶有腹胀，心情烦躁。因此可在原方基础上加入淡豆豉，宣散中上二焦郁热，故中焦积热、心中懊恼皆除。郁热得除，进而气机顺畅，升降有序，腹胀得减。《脾胃论》说："胆者，少阳春升之气，春气升则万化安。"胆气的条达关系着五脏六腑的有序运化，胆气顺则脏腑顺，胆气逆则脏腑逆，胆气舒畅条达则气机通调，胆汁藏泄得当则脾胃运化有序。若有情志不遂，气机郁结，易郁于胆，所以用温胆汤以化精神之焦虑往往获得良效。

学生甲：老师，饭后胃脘胀满、嗳气的患者服用健脾消积中成药及促胃动力西药，为何常不奏效？

老师：饭后胃脘胀满、嗳气，多易考虑脾胃虚弱，运化乏力，胃中食积，选择健脾消积药为主。西医认为该症是胃肠动力不足，应使用促进胃肠动力的药。而在实际病例中，患者常不单是脾虚。若伴有嗳气、口苦、手心热，则提示存在肝气郁滞。且年轻人工作节奏快，也容易使肝气不舒。因此，患者的主要病机可在肝郁脾虚，肝脾不和，单从脾胃来治疗很难有稳定的疗效。"治病必求于本"，临证时应通过四诊合参，抓住主要病机来处方用药。

学生乙：老师，对于以调理肝脾、疏达气机之法治疗中焦病症获效，您的辨证思路是怎样的？

老师：吴鞠通在《温病条辨》中说："治中焦如衡，非平不安。"中焦的治疗要把握气机升降、平调寒热，注意养血调肝，使肝气调畅，肝脾调和。脾气主升，胃气主降，注重健运脾气、通降胃腑，使得升降复常。中焦易见寒热错杂，症见脘痞、下利、舌苔黄，治以半夏泻心汤平调寒热、消痞散结。其中半夏、干姜辛开温中散寒，黄连、黄芩苦降清热泻火，人参、大枣、甘草补虚，体现了寒温并用、固护中焦的治则。对于胃痛者，多选用九香虫、刺猬皮行气止痛。反酸者，以左金丸清肝和胃，佐以乌贼骨或瓦楞子制酸。干呕者，以小半夏汤降逆和胃。脾胃为后天之本，受纳饮食水谷，在治疗中固护胃气，生活调养也很重要，应告诉患者养成良好的饮食习惯，饮食有节，不吃生冷、陈腐、肥甘厚味，有利于恢复。

第七节　眩晕的中西医治疗

学生甲：如何将经典方剂与西医学相结合应用于临床？

老师：现在的临床环境较以往更加复杂，有的患者基础病很多、很重，无论是临床治疗还是与患者沟通病情，单纯靠中医是不太现实的。中医在慢病调理、危重症抢救方面都有很大优势，但我们当代医生也要紧跟西医学发展的步伐，了解疾病的生理病理状况、中药的药理作用，中西医结合，为我所用，更应发挥中医在临床治疗中的作用。对于头晕患者，我们常选用天麻钩藤饮治疗，从中医角度来讲，天麻、钩藤为君药，平肝息风降逆，现代药理研究也表明天麻通过降低内皮素、血管紧张素Ⅱ等的水平以降压，在降压的同时对心血管具有一定的保护作用。钩藤主要含有钩藤碱等，它可以通过扩张外周血管，降低血管阻力以降压。同时，方中加入制首乌、白蒺藜、夏枯草等清肝、平肝的药物，这几味药物药理作用都有改善循环、扩张血管的作用，可以增强降压效果。另一个治疗眩晕的主方防己黄芪汤出自《金匮要略》，由防己、黄芪、白术、甘草等药物组成，这几味药物都有利湿行水、健脾化浊之功，药理研究表明该方可改善糖类、脂质、蛋白质代谢，具有降脂、降糖的作用，再辅以土茯苓、虎杖、丹参这类化浊祛湿活血的药物，从而改善患者的代谢水平。所以，我们一直强调，中西医一定要为人类健康服务，努力提高防治水平，团结协作，取长补短。

学生乙：针对眩晕病（高血压），只用重镇降逆之品是否就能达到降压目的？

老师：我们现在说到高血压眩晕，有些人就会认为这是一个"风火之象"，故重用一派苦寒、重镇之品，但却忽略了肝阳肝风产生的主因在于"水不涵木"，故专清其火而不滋其阴并不能解决根本问题。只治其标，未治其本，难收到理想疗效。且大多数平肝息风之品性味辛燥，更易劫肝肾之阴、鼓动肝风，加重肝阳上亢。因此，滋补肝肾才是治疗眩晕病（高血压）的根本治法。秦伯未秦老总结了《临证指南医案》里的一些治法，总结起来分为主治法：养肝、缓肝、润血，滋补肾阴、肾阳；辅助法：辛泄清热，潜阳息风；随证加减法：益气、安胃等。总而言之，治疗高血压绝非简单的几个复方或是几味药物加减就能解决的，一定要在诊疗的过程中辨清疾病的根本，同时让患者保持稳定的情绪、健康的饮食习惯也尤为重要。

第八节　癃闭的治疗

学生甲：提壶揭盖法的运用思路是什么？

老师：提壶揭盖，顾名思义，提起水壶倒水时需揭开盖子方能将水倒出，取自"上窍开则下窍自通"的理论。《丹溪心法》中提出内服药物的同时加用探吐法，也是这个道理。癃闭治疗时需注意"开提肺气"，肺主通调水道，肺与膀胱相通，肺气得提，则膀胱气化功能正常，小便自通。在用药上诸如麻黄、桔梗、杏仁、桑白皮、升麻等，麻黄宣肺气，桔梗开上，杏仁升开痹塞，桑白皮泻肺利水，升麻升举阳气等均是此类之选。

学生乙：癃闭的不同时期治疗要点是什么？

老师：无论哪个时期的治疗，一旦考虑到老年人，要注意固本扶正，防止老人病久体虚不耐受。一般早期实证居多，如膀胱湿热、肺热壅盛、肝郁气滞，表现以尿路阻塞为主，病机为膀胱气化不利，治疗重在通利；晚期多是以虚为主，如脾气不升，肾阳虚衰，病机为膀胱气化无权，重在补益脾肾；晚期若伴有神昏谵语者，为湿热蕴结三焦，予黄连温胆汤合清热解毒通利之品；晚期欲小便但不得排出，伴有阴虚内热之象，予六味地黄丸等加减。

第九节　郁热的辨证论治

学生甲：在第二章第十四节滋阴解郁清内热案中，患者五心烦热明显好转时，我们想的是"效不更方"，而您为何更换思路，从郁热入手呢？

老师：不谋全局者，不足以谋一域；不谋万世者，不足以谋一时。患者初诊时症状、舌脉均以阴虚为主，《素问·调经论》说"阴虚生内热"，包括后来的《金匮要略》《太平圣惠方》《小儿药证直诀》都给我们提供了阴虚生热的治疗方剂，说明临床上确实阴虚致热的病例很多。包括朱丹溪强调保养阴精对阴虚发热患者的重要性，张介宾还补前人之未及提出阳虚发热，这些思路都是正确的。对这个患者初次就诊时所存的阴虚证确实对证。但就只有虚证吗？你们不管是上课还是在临床上，都知道大多数患者都不只是虚或者实，通常都是虚中有实、实中有虚，虚实夹杂比较多见。你们回去可以看看清代李用粹的《证治汇补》中的发热篇，他将外感发热以外的发热分为郁火发热、阳郁发热、骨蒸发热、内伤发热、阳虚发热、阴虚发热、血虚发热、痰证发热、伤食发热、瘀血发热、疮毒发热共 11 种，对发热的类型进行了系统归纳，基本囊括了我们现在能见到的所有发热的类型。我们回到这个患者身上，她除了发热还有最明显的一个症状是什么？耳鸣，大家都知道，简单来说，耳鸣声如雷、按之不绝属于实证，耳鸣声如蝉、按之消失是属虚证，当然真正辨证时还需考虑很多其他因素，但是从这一点上看，这个患者就不单纯是虚证，她是虚实夹杂的一个表现。所以从二诊开始，我从郁入手，辨气血病位、对症用药，果然有效。

学生乙：临床上我们见内伤发热的病例比较少，老师您对郁热的治疗有什么经验呢？

老师：内伤致病无外乎"气""血""津液"，其中又以"气"为重中之重，气机升降有序、通达无阻则百病不生，气机紊乱则百病丛生。"气郁"又是诸郁之首，气机不畅，或郁而化火；或饮食不化；或经络不通；气郁渐进，血、津液均壅滞不行，火郁、湿郁、食郁、痰郁、血郁等变证百出。诸郁反过来还会加重气机郁滞，导致气闭、气脱，很可能出现危象。所以郁热首先应从"气"论治，调气为首要。还应该考虑"木郁达之""火郁发之"，郁热在体内不应一味清热，应该让邪有出路。丹溪弟子戴元礼说："郁者，结聚而不得发越也，当升者不得升，当降者不得降，当变化者不得变化，此为传化失常，六郁之病生矣。"治疗上我们就应当用药使当升者升、当降者降、当变化者变化，这是原则。张景岳说："凡火所居，其有结聚敛伏者，不宜蔽遏，故当因其势而解之、散之、开之、扬之，如开其窗，如揭其被，皆谓之发，非独于汗也。"是为"火郁发之"的具体治法。

第十节　大肠癌的临床治疗

学生：杜老师，我们发现您在诊治大肠癌的过程中，十分注重理气药的应用，请问您对大肠癌的病因病机是如何认识的？

老师：关于大肠癌的病机早在《内经》就有论述："肠覃何如？岐伯曰：寒气客于肠外，与卫气相搏，气不得荣，因有所系，癖而内着，恶气乃起，息肉乃生。"认为肠覃乃寒气侵袭，与卫气相搏而成。"百病皆由气生"，病之所生，不离乎气。大肠癌的病机，亦与"气"密切相关，一者为"虚"，即正气亏虚，二者为"乱"，即气机紊乱。所以正气亏虚，癌毒滋生是大肠癌发病之本，气机紊乱，毒结留滞是大肠癌致病之源，也是大肠癌的最终表现。

学生：针对气机紊乱，毒结留滞，该如何治疗呢？

老师：法随证立，大肠癌的治则，大致可以归为调气与通腑。所谓"调气"，一为疏肝气，畅腑气，二为理脾气和胃气。《医学入门》云："肝与大肠相通，肝病宜疏通大肠。""调气"之法当以疏肝气、畅腑气为主；肝气疏泄调畅，气机升降有序，脏腑功能协调，痰瘀毒结不留，则肠腑之气通行畅达；治疗首当选取疏肝解郁，理气通腑之剂，临诊之际亦可对患者进行言语疏导。脾胃为气机升降之枢纽，在气机畅达过程中起着宣上导下的作用，理脾气，和胃气又蕴含扶正之意。脾胃健，气血足，则正气盛。大肠癌乃痰瘀毒结久踞肠道而成，阻碍肠道通降功能，出现腹部包块、肠道梗阻等症状。肠道阻滞，又可影响气机的运行，加重腹胀、便秘等。因此，大肠癌患者腑气壅塞，传导不顺，应以"通腑"为法，"通腑"又包括通下与消积；并且大肠癌患者存在正气亏虚，"通腑"忌投峻猛，当缓缓图之，以平为期；治疗当选轻缓通腑导下之剂。临床中大柴胡汤兼具"调气"与"通腑"之功，应加以应用。

学生：对于大肠癌的不同阶段该如何加减治疗呢？

老师：大肠癌早期患者，常表现为大便习惯改变，腹胀食少，便血。可予大柴胡汤化裁，腹泻者，大黄、枳实减量而用，加升麻，助柴胡载气上行以缓腹泻；便秘者，加厚朴、瓜蒌助枳实携大黄导滞外出；腹胀者，予枳壳、橘皮理气宽中，消胀除满；便血者，予地榆炭、槐花炭等清肠止血之剂；大肠癌术后患者正气亏损，通腑的同时，宜加人参、黄芪等益气健脾药物。大肠癌化疗患者常常出现食欲减退、恶心呕吐、手足麻木、血细胞减少，方选大柴胡汤加减，配以人参、红景天固护正气；食欲减退者，加白术、神曲健脾和胃；恶心呕吐者，小半夏汤中加代赭石、旋覆花降逆和胃止呕；手足麻木者，加伸筋草、路路通通络活血；血细胞减少，加女贞子、覆盆子等填精益髓养血。至于大肠癌放疗患者，典型症状为腹泻、腹痛、黏液血样便等，选大柴胡汤，清热除湿以通腑。湿热胶结，"徒清热则湿不退，徒祛湿则热愈炽"，大黄清热，半夏燥湿，黄芩清热又燥湿，三药合用，湿热分解，壅滞得散，肠腑畅通，通则不痛；热势明显者，加生石膏、知母清热泻火；腹痛明显者，投延胡索、甘草加强芍药止痛效果。

第十一节　肢体经络病常用方剂

学生：杜老师，我们发现您门诊上常有一些以肢体局部表现为主要症状的患者，主要就是痹证、腰痛、脱疽这类病。针对这类病，您常用二妙丸、三妙丸、四妙丸、四妙勇安汤、阳和汤等方剂。您能进一步给我们介绍下这些方剂吗？

老师：二妙丸、三妙丸、四妙丸这一系列的方子，主要用来治疗湿热流注下焦导致的痿痹。考虑到湿热多由脾胃生，二妙丸方子里用苍术燥湿健脾，配合黄柏清利下焦湿热。四妙丸中薏苡仁与苍术配合，加强健脾利湿，牛膝则助黄柏引药入下焦，还兼有补肝肾强筋骨的功效。四妙勇安汤和阳和汤呢，原方都是用来治疗脱骨疽的，现代用来治疗糖尿病足、动静脉血栓、斑块等一些血管病变，也有良好的疗效。四妙勇安汤里用金银花配伍甘草清热解毒，玄参配伍当归滋阴养血、散结通络，全方可以起到养阴清热、活血祛瘀而生新的作用。阳和汤主要应用于阳虚寒痰凝滞的患者，方子里用鹿角胶、肉桂、姜炭温通血脉，熟地黄滋阴养血，也有阴中求阳的意思，白芥子祛皮里膜外之痰，配合麻黄开通腠理，用量宜轻。

学生：您临床上好像还会用一些别的小方子，对吗？

老师：临床上我还常用明代陈士铎《辨证录》里的顾步汤，这个方子是四妙勇安汤去玄参，加人参、黄芪、石斛、牛膝、蒲公英、紫花地丁组成的，用金银花解毒，牛膝、石斛皆可入肾经，有引药下行兼补益的功效，再用人参、当归、公英、地丁使气血流通而散毒，是攻补兼施祛肿毒的代表方。还有原方用来治疗鹤膝风的四神煎，用黄芪、远志、牛膝、石斛先煎，再入金银花，一共五味药。方子里重用黄芪补气祛风，又可托疮排脓，牛膝可以强筋骨而祛瘀，治膝关节屈伸不利，石斛养阴生津清热，远志也有补益心肾、祛痰消肿痛的功效，再加入金银花清热解毒，可以说是补而不滞、清而不寒，也是扶正祛邪除痹的名方。

学生：谢谢杜老师！我们回去再详细查阅一下文献，深入了解这些名家名方。

第十二节　痹证的辨证论治

学生乙：杜老，痹证是如何产生的呢？

老师：本病的发生是因正气不足，感受风寒湿邪或风湿热邪，留滞经络、关节，导致气血痹阻而发病。久病不愈，病情由表入里，由实转虚，可形成五脏痹等虚实夹杂之证。正气亏虚，外邪不能攘，内脏不得安，腠理空疏，易受他邪。若营卫虚弱，则腠理疏松，毛孔不闭，脏腑失养，御邪能力下降，易受外邪侵袭，外邪痹阻筋脉关节，则见局部关节疼痛、肿胀。若先天禀赋不足，或后天失养，均可累及肝、脾、肾三脏而致三脏亏虚，三脏亏虚则外邪更易乘虚而入，耗气伤血，加重脏器衰微。正如《医醇賸义》所云："风性轻而善走，无微不入，其中人也易，其发病也速。"风邪无孔不入，尤其易侵袭人体腠理的疏松部位，导致以风邪为首，风寒湿邪乘虚侵袭人体，邪滞经络、关节，气血痹阻，而发为痹证。又或外感邪热，或感受风寒湿邪，久郁化热，风湿热邪合而为患，留滞经络、关节，所以发为湿热痹证。

学生甲：治疗痹证有哪些重点需要注意呢？

老师：一是以祛风通络为法，《素问·痹论》曰："风寒湿三气杂至，合而为痹也。其风气胜者为行痹，寒气胜者为痛痹，湿气胜者为着痹也。"此为行痹、痛痹、着痹之别，再加上风湿热痹，故痹证有风、寒、湿、热痹之分，但均以风邪为先，风邪"其性开泄"，故"寒、湿、燥、火"需借助风邪打开肌腠之时才可趁机而入，痹证常是在风邪基础上合并其他病邪发病，故治疗痹证的根本方法是祛风通络，以祛风通络法结合夹杂病邪的不同，分别治以除湿、散寒、清热。

二是在痹证后期要注意瘀血的问题，痹证病程长，难以短期治愈，风、寒、湿、热病邪易阻碍气血运行，导致瘀血的产生，再加以久病入络，故后期常兼瘀血，所以在后期出现关节肿大、强直变形者，可加川芎、全蝎、蜈蚣、地龙、土鳖虫、乌梢蛇、白花蛇等虫类药物以活血通络。

学生甲：治疗痹证的根本方法是什么呢？

老师：《黄帝内经》中已明确行痹、痛痹、着痹之别，再加上风湿热痹，故痹证有风、寒、湿、热痹之分，但均以风邪为先导，常是在风邪基础上合并其他病邪发病，故治疗痹证的根本方法是祛风通络，以祛风通络法结合夹杂病邪的不同，分别治以除湿、散寒、清热。

第十三节　耳鸣的辨证论治

学生甲：老年患者耳鸣的辨证有什么特别需要注意的地方？

老师：耳鸣的辨证，多从肝胆、肾入手。明代医家刘纯在小结耳鸣一症之治疗时曾云："凡耳鸣症，或如蝉噪之声，或是钟鼓之响，或如闭塞。此是痰火上升，郁于耳中而为鸣，郁甚则壅闭矣，治宜清痰降火。又有因大怒而得，宜顺气聪耳汤（出自《观聚方要补》卷七，由枳壳、柴胡各二钱，乌药、木通、青皮、川芎、石菖蒲各一钱，甘草五分组成。功效为聪耳，主治因恼怒而耳鸣）。有因于风而得，其鸣如轮车轰然，或气掉眩，宜祛风芎芷散，热则加酒芩、连翘。有肾虚耳鸣者，其鸣不甚，宜滋肾丸、虎潜丸、大补阴丸、八物汤加黄柏、知母……饮酒人耳鸣宜木香槟榔丸。"颇有借鉴意义。

老年患者确实多有气虚体弱，肝肾阴液不足之象，可从肾虚论治。肾虚之耳鸣，多伴有耳聋或听力逐渐下降，此为阴阳俱虚，可用左归饮、右归饮加磁石、五味子、龟板。但老年患者又多有高血压、糖尿病等慢性病，加之长期耳鸣后往往存在忧思恼怒情绪，病情并非纯虚无实，多为气滞血瘀、肝气郁结，阻碍精微物质上荣于脑，脑窍失养，而致耳鸣。因此，要注重祛邪之法。不论血瘀、肝火、痰火、肾虚、气虚所致者，如若配伍理气解郁之品，如香附、郁金、合欢花、合欢皮等，可使气通则鸣声减。

学生乙：难治性耳鸣应从哪些角度进行治疗？

老师：《灵枢·口问》提出："上气不足，脑为之不满，耳为之苦鸣，头为之苦倾，目为之眩。"头为精明之府，为精气所聚之处。若上焦之气不足，精气无力上承于头，则髓海不充，清窍失养，可见目眩、耳鸣，脑中空虚，头脑昏沉。在治疗上，我们除常规治法外，还可以借鉴李东垣从脾胃论治的方法。金代李东垣认为"元气之充足，皆由脾胃之气无所伤，而后能滋养元气"，故"此三元真气衰惫，皆由脾胃先虚，而气不上行之所致也"（《脾胃论·三焦元气衰旺》）。提示三焦元气虚损，也可以从中焦脾胃论治。故可选用益气聪明汤合补中益气汤、归脾汤等进行治疗，或补益心脾，或益气升阳。随证治之，往往可取得较好疗效。

学生丙：耳鸣、脑鸣在治法上存在什么区别？

老师：耳鸣是自觉耳内有声音鸣响，如闻潮声，或细或暴；而脑鸣则是自觉脑内鸣响，可伴或不伴耳鸣。脑鸣多因脑髓空虚、火郁，或痰湿阻滞所致。脑鸣和耳鸣常常无法严格区分，在病因病机上也多有相同之处。其中，最重要的一点就是"清阳不升"。临床上治疗脑鸣，常用化痰祛湿的方药，如温胆汤、三仁汤，配以水蛭、全蝎等虫类药搜风通络。不论耳鸣、脑鸣，治疗都需缓缓图之，后期症状缓解，可换用补肾活血、化痰散瘀的中成药如培元通脑胶囊等收功。

第十四节　老年抑郁症的治疗

学生甲： 老年抑郁症是现代非常常见的一种老年精神疾病，在平日的跟诊中也经常见到一些老年人会出现情绪消沉、思维迟缓等抑郁症样症状。那么我们中医如何对老年抑郁症进行治疗呢？

老师： "自事其心者，哀乐不易施乎前，知其不可奈何而安之若命，德之至也"。现代社会生活节奏过快，贫富差距过大，此医者无能为也。人们熬夜频繁、思虑过多，所以时常会出现一些精神症状，轻者会容易紧张、容易出汗、经常失眠，重者则会抑郁、烦躁、痛苦难耐。老年人由于基础病较多，躯体功能下降，生活质量降低，生理和心理失衡，所以很有可能会出现情绪低沉、少言寡语、睡眠障碍、自罪观念等抑郁症状。老年抑郁症是指年龄在 60 岁以上由于多种原因引发的一种慢性精神疾病，它的临床表现包括情绪低落、思维迟缓、躯体症状和意志活动减退等。有研究表明，老年抑郁症是引起老年人自杀的首要因素。老年抑郁症若不及时加以治疗，后果不堪设想，所以我们必须在平时的临床工作中给予重视，患者的身心健康同等重要。

我们完全可以利用中医药对老年抑郁症进行治疗。百合地黄汤就是个很好的方子。首先，现代研究表明，百合地黄汤可能通过参与调节下丘脑－垂体－肾上腺轴，从而调畅焦虑、抑郁等负面情绪。然后再从我们中医的角度谈一谈。百合地黄汤是《金匮要略·百合狐惑阴阳毒病脉证治》中治疗百合病的专用方，它有清、轻、平、润的特点，主治大病、热病、久病之后导致的心肺阴虚内热，百脉失和，有润养心肺、养阴清热之用，它能够益心营，养肺阴，清热凉血。《金匮要略心典》中载："百合色白入肺，而清气中之热，地黄色入肾，而除血中之热，气血同治，百脉俱清。"

我们在临证中应该抓住疾病本质，切中病机，在辨证论治基础上对方药合理加减，发挥中医药特色，方能使疗效最大化。若患者伴有心悸心慌，可合炙甘草汤之类；若伴有颜面、四肢水肿，可加上防己、黄芪之品；若伴眠差，可加入酸枣仁一类或者适当加大百合用量，临床实际应用时都很灵活，"各随证治之"。

第十五节　带状疱疹的辨证论治

学生甲：老年带状疱疹的辨证有什么特别需要注意的地方？

老师：带状疱疹在老年人群发病率较高，这是因为老年人群免疫力下降，加之经常有一些其他的慢性病缠身，若再存在一些因儿女不在身边、周围亲朋重病或离世的情况，给患者造成一定的心理压力，使其思虑过重，都是导致带状疱疹发病的原因。一般来说，带状疱疹与湿热、火毒相关。带状疱疹可以分为三个常见证型，肝经郁热、脾虚湿蕴、气滞血瘀。老年人受到情绪、免疫力、其他慢性病的影响，容易出现气滞、火毒、湿邪、血瘀、气虚夹杂，病情较为复杂，这就需要我们抓"主要矛盾"。首先就是在治疗时应抓主症，分早、中、晚三个阶段进行选方用药。其次，要根据带状疱疹发病部位进行辨证。带状疱疹若发于头面，则要考虑阳明经的问题，发于胸胁，则与肝胆经相关，可加入适量的引经药以加强药效。最后，我们还要仔细询问患者的症状，辨别症状的主次，此患者存在痒、痛的症状，以瘙痒更为明显，在治疗过程中就要注意以理气、祛风、止痒、滋阴为主，以止痛为辅。

学生乙：带状疱疹后遗神经痛应该如何治疗才是最有效的呢？

老师：带状疱疹后遗神经痛是带状疱疹最常见的并发症。据统计，约30%的带状疱疹患者会遗留神经痛。这是一种剧烈的顽固性疼痛，性质多样，多表现为烧灼、撕裂、刀割、电刺、电击等。这种疼痛给患者造成了严重的精神折磨，因此，我们在治疗过程中，除了加入止痛的药物如白芍、延胡索、乳香、没药及一些通络的虫类药物等，还需要加入一些疏肝理气之品，如柴胡剂、温胆汤等。在鼓舞正气方面，常用黄芪、甘草、四君、四物进行治疗，同时不要忘记固护胃气，可选用焦三仙、陈皮、鸡内金等理气开胃的药物。对于因疼痛而失眠的患者，还可以加用安神定志丸、柴胡龙骨牡蛎汤等安神助眠。三七是一味"止血不留瘀，活血不妄行"的药物，常在带状疱疹后遗神经痛中使用，它较为温和，可以清络中瘀血，小量长期服用，对于治疗后遗神经痛疗效颇佳。

另外是对患者的调护，中医治病，从整体出发，在祛除病邪的同时，还要防止正气的削弱，秦伯未先生就认为在一定程度上正气能代偿体内损失和改善机制的失调。故《内经》云："大毒治病，十去其六，常毒治病，十去其七，小毒治病，十去其八，无毒治病，十去其九，谷、肉、果、菜、食善尽之，无使过，伤其正也。"《内经》观察病势的逐渐消失，用药也跟着逐步减轻，最后采用日常饮食调养身体，非常合理。带状疱疹后遗神经痛就处于病程的终末期，此时我们应尤其注重饮食调护。可叮嘱患者多食用一些黄芪粥、燕麦粥等易消化的食物，多进食蔬果，在补充维生素的同时也助于通便，少食用辛、辣、油腻的食物防止加重病情。

第十六节　乳癖的辨证论治

学生甲：中医辨证治疗乳癖需要从哪些方面着手呢？

老师：乳癖，相当于西医学的乳腺增生，是女性发病率最高的乳腺疾病。在临床上遇到乳房包块类疾病，患者往往精神紧张，我们在临床诊断中也需要进行鉴别，在临床辨治过程中，首先要注意把乳癖和乳癌鉴别清楚。乳癖是乳腺非炎性、非癌性的良性增生，以一侧或两侧乳房胀痛，或伴有结块为特征，疼痛和肿块会随情绪变化和月经周期而有所加重或减轻。患者除去乳房积块胀痛不适外，亦有情绪抑郁、善太息、月经失调等症。中医辨治乳癖，多从肝郁气滞，痰瘀互结入手，其治法主要在于疏肝理气，化痰散结，临床中可辨证使用逍遥蒌贝散、逍遥散、四逆散等方药。素体虚弱，或久病肝肾不足者，在此基础上注意培补肝肾，调摄冲任，可选用二仙汤化裁。值得注意的是，乳癖虽以女性发病为主，但亦有男性病例，临床诊治不可不知。

学生乙：杜老师，乳癖患者的症状为何会受到情绪与月经的影响？

老师：中医认为肝主调畅情志，"女子以肝为先天"，肝为藏血之脏，调节血海冲任的满溢，故情志与月经的调节离不开肝脏。肝之经脉布于两胁，过乳房，"女子乳头属肝"，又因肝主疏泄，若肝失疏泄，气机不利，血行滞塞，不通则痛，故乳癖的发生与肝脏也有密切的关系。因此，在肝脏的联系下，乳癖的发生与情志和月经周期关系密切。因此在治疗上，要从调理气机入手，在药物治疗以外，更要注意患者情志疏导，嘱咐患者保持心情舒畅，转移注意力，这样有助于疾病的恢复。

第十七节　痤疮的辨证论治

学生甲：痤疮的辨证论治有什么特别需要注意的地方？

老师：痤疮发病与肺、脾、胃、肝、肾等多脏腑的气机功能失调密切相关。临床上应详辨患者气血、寒热、虚实的变化。辨证时应观察局部皮损的特点，通常皮疹色白不红，提示肺气不宣；若为囊状，多与痰湿有关；若有脓头，多为热毒、火毒之邪为患；丘疹色紫暗，硬结如块，多主瘀血内停或肝肾不足。治疗上应从整体出发，使其恢复阴阳平衡，肌肤气血流通，从而达到治愈痤疮的目的。具体的治疗思路有理气宣肺，解表散邪；健脾和胃，扶正祛邪；理气活血，调补肝肾；内外兼治，因人制宜。

临床治疗痤疮以清热解毒为主要治法，如五味消毒饮、枇杷清肺饮等，但是有时并不能取得很好的疗效，这就需要我们深入思考，探讨热毒之邪的成因，"治病必求于本"。论治痤疮要抓住"气郁"这个关键病机，《素问·生气通天论》云："劳汗当风，寒薄为皶疿，郁乃痤。"指出了"郁"是痤疮的病因。现代人生活节奏快，工作压力大，导致情志不遂，故常有肝气郁结之证。气郁日久则演变成热郁、湿郁、痰郁、血郁，有诸内必形于外，上犯于颜面则成痤疮。所以在痤疮的治疗上应以疏肝理气为基础，临床上常用逍遥散为主方，再根据其疾病进展的不同演变予以不同的治疗，如热郁则加以清热、湿郁加以利湿、痰郁加以化痰散结、血瘀加以凉血散血等。

学生乙：痤疮的发病与肺、大肠的功能失调相关吗？

老师：痤疮与肺的失调有直接的关系。肺主一身之皮毛，肺朝百脉，输精于皮毛，宣发濡养周身，则腠理致密、皮毛调柔。若肺热肺燥、宣燥失常，复感风邪、风热相搏，易致面生痤疖。痤疮与大肠之间亦有着直接或间接的联系，正如高士宗《黄帝素问直解·皮部论》所言："腑脏之气，亦通于皮。"肺合大肠，肺气的宣降与大肠的通利相互依存，两者协同传导水谷。若腑气不通，邪积聚于体内，郁而化热，秽浊之气熏蒸头面。大肠积热又影响肺之宣肃，上下气机不得宣通，火热上移于肺，肺失宣发，热结肌表，则皮肤变生疮疡。

学生乙：气郁、热郁、湿郁、痰郁、血郁都有哪些不同的表现呢？

老师：气郁主要特征为经期痤疮加重，且经行乳房胀痛、小腹胀痛，因此对于痤疮的女性患者一定要关注其月经情况；若为男性患者则更多表现为性急、口苦、脉弦等。热郁主要表现为丘疹红肿较甚，伴有大便干燥、舌红苔黄、脉洪数等，而血郁则表现为丘疹颜色暗红，月经有血块，舌暗红，舌底络脉迂曲，脉涩等。湿郁的主要特征是皮肤油腻的表现更为明显，有脓疱，便溏，舌黄腻、脉滑；而痰郁则以结节性或囊肿性痤疮多见，痤疮结节坚硬，红肿热痛不甚，伴有形体肥胖、苔腻等。此外，还有一类特殊类型为寒郁，这类患者是由于先天肾阳不足，下焦虚阳上浮于颜面形成的痤疮，表现为上热下寒，有畏寒、手脚冰凉、便溏、乏力，舌胖等寒证表现，治疗上以温肾助阳为主，常用麻黄附子细辛汤。

第十八节　顽固性失眠的辨证论治

学生甲：杜老，您在诊治顽固性失眠方面有什么经验？

老师：中医认为不寐的原因在于阴阳不交，调节阴阳平衡是其治疗的根本（关键病机是什么？）。治疗不寐最古老、传统的方剂是出自《内经》的半夏秫米汤，调和阴阳，治疗阴阳不和的失眠腹胀。此外，张仲景的《金匮要略》中治疗精神刺激引起的包括失眠在内的很多症状的百合病的百合剂，在此组方中也有体现（见杂病汇考第九节），即百合地黄汤和百合知母汤。百合养心肺之阴，清内热，半夏和胃，通阴阳。故对于一些顽固性失眠，我常用百合、半夏配合。另外，我看过一些关于柴胡桂枝汤治疗顽固性失眠的文献报道，应用柏子养心汤、天王补心丹、朱砂安神丸治疗不寐的方剂及药味后未见好转，后应用柴胡桂枝汤，患者情绪稳定，睡眠得以改善。同学们在学习过程中，在注重读经典、勤实践的同时也要注意对文献的学习。

柴胡桂枝汤出自《伤寒论·辨太阳病脉证并治下》中"伤寒六七日，发热，微恶寒，支节烦疼，微呕，心下支节，外证未去者，柴胡桂枝汤主之"，由小柴胡汤与桂枝汤原方各二分之一组成。柴胡汤、小柴胡汤和桂枝汤均具有和解、调和的作用。柴胡桂枝汤加上百合汤，可以调和营卫、通达表里、宣畅气机，使患者心神安定，不寐改善。同学们在临床中诊治顽固性不寐，要谨守病机，体会和解之法的运用。和解之法在广义上包括调和营卫、双解表里、和解少阳、芳化疏表、通达膜原、调和肝脾、疏肝和胃、调和肠胃、分消上下等，内容广泛，在临床中无论外感内伤，都要注意对其的学习体悟。

学生乙：杜老，处方中含有百合地黄汤、百合知母汤，您能给我们讲讲百合汤吗？

老师：百合病因用百合为主药而得名，近似于西医学的神经官能症。恩师秦伯未在《谦斋四大经典简释》中指出百合病的原因主要一部分是病后体弱不复，另一部分是精神刺激。因此，其主要病情为阴虚内热，精神不安定。

百合病的主方为百合地黄汤，百合补虚清热，生地黄汁养血凉血。其余方剂如百合知母汤为随证加减方。百合病的症状特别多，如《金匮要略》所言："意欲食复不能食，常默然，欲卧不能卧，欲行不能行，饮食或有美时，或不欲闻食臭时，如寒无寒，如热无热，口苦小便赤，诸药不能治，得药则剧吐利，如有神灵者，身形如和，其脉微数。"失眠在其中。现代人精神压力大，神经官能症患者越来越多，部分以不寐为主要临床表现的患者可应用百合汤。

第四章　医理渊薮

第一节　逍遥散的临床应用

学生：杜老，众所周知逍遥散是疏肝解郁的千古名方，能谈谈您对逍遥散组方特点的理解吗？

老师："逍遥"二字语出《南华》，意为自得，文豪苏轼亦精通医道，有诗："何时杖策相随去，任性逍遥不学禅。"逍遥散出自与苏轼同时代的《太平惠民和剂局方》。逍遥散用当归、芍药入肝经以养血、柔肝、平肝、疏通肝气；柴胡、薄荷是逍遥散的特色药，柴胡入肝，性升散，可平肝；薄荷疏肝泻肺，两药配合，符合肝喜条达的特性。薄荷辛凉，银翘散、桑菊饮用薄荷透表，与柴胡配合，则不完全是透表，主要偏于疏散肝经。肝胆属木，甲木为胆，乙木为肝，木是生生之气，所谓生生之气就是火气，火附木中，木能生火，所以肝胆的特点需要有点温性，温能生发；胆属少阳，为初春之气，遇春风则生化，遇寒风则收敛，如春草出土，寒则枯萎，温能生发。肝属木，木喜风摇动，柴胡、薄荷可疏散、透达；柴胡苦辛，还有温性，微温，不同于桂枝、干姜、附子的过于温热，符合肝胆少温的特性。温胆汤即结合肝胆的脏腑特点，不寒不燥，比较温和。逍遥散中柴胡、薄荷配合当归、芍药，以养肝、柔肝、疏肝、平肝。白术健脾，肝郁或肝虚会影响土，即木克土，白术可防止肝木克土；茯苓甘平，效可健脾宁心，交通心肾，可协助白术健脾。从总体上看，逍遥散主要是开郁，主要是"木郁达之""火郁发之"这两层含义。

学生：杜老，我们在应用逍遥散治疗咳嗽时，要注意哪些要点呢？

老师：逍遥散治疗火郁咳嗽，这类咳嗽的特点为干咳，无痰或少痰，多为夜间咳嗽，伴有情志因素，如急躁、心烦、易怒、焦虑、抑郁。如果肝郁化火，伤及阴液，则会有咽干、口干、大便干结等症状。治疗上可以以逍遥散为基础，加入开肺、理气、泻火之品，如桔梗、枳壳、杏仁、苏叶等药，既可宣通肺气，也可疏理肝气；桔梗、枳壳，一升一降，调整气机；苏叶入肺胃，可理气，配合杏仁可宣肺；杏仁、枳壳，可理气宣肺，也可润燥；清肺中郁火，则可加桑白皮、地骨皮，取泻白散之意；若有胸闷，可加黄芩、半夏、瓜蒌，取小陷胸汤之意，故能气血兼顾，体用并调。

第二节　小柴胡汤治疗咳嗽的经验体会

学生：您在临床应用时，觉得小柴胡汤适合治疗什么样的咳嗽呢？

老师：人有心慌、气短、汗出的表现，脉不足，身亦虚，易感冒，一感冒就咳嗽，咳嗽久不愈，胸闷胁胀，之前吃得不好，现在好些了，这种患者常有情绪方面的问题，很明显有柴胡证，就适合用小柴胡汤。这种虚人外感咳嗽，多属久咳，咳嗽呈阵发性呛咳，夜间多发，或有口苦、咽干、胸闷、胁胀、不欲饮食、脉弦等柴胡证的表现，还可能伴有情志或月经问题。

小柴胡汤，君用柴胡，味辛微寒，升已而降；臣以黄芩，味苦性寒，降已而升，合用疏解少阳半表半里之邪。生姜、半夏平胃化痰降逆，参枣草益气和中、生津和营，扶正祛邪、实里防变。不单纯治疗邪在少阳半表半里证，肝郁脾虚可以用，肝胃病也可以用。咳嗽由于肺失宣肃，肺气上逆，肺气清肃，以降为顺，小柴胡调节气机枢转，疏利肺气，即调肝理肺法。唐容川在《血证论》中说道："五脏六腑皆有咳嗽，而无不聚于胃，关于肺，兹有一方，可以统治肺胃者，则莫如小柴胡汤。"

学生：您用小柴胡汤治咳嗽合用了许多经典方剂，是如何应用的呢？

老师：患者如果有咽干不欲饮，干咳咳痰不爽，属于燥邪外袭，舌暗红，咽部充血，提示偏属温燥。秋季燥气当令，刘完素补注"病机十九条"曰：

"诸涩枯涸，干劲皴揭，皆属于燥。"喻嘉言认为"诸气膹郁，诸痿喘呕"皆属于肺，因于燥，发扬"燥者濡之"的治法，创立清燥救肺汤，提出："治燥病者，补肾水阴寒之虚，而泻心火阳热之实，除肠中燥热之甚，济胃中津液之衰。使道路散而不结，津液生而不枯，气血利而不涩，则病自已矣。"善后的方子常常借用了清燥救肺汤的意思。

后人总结燥有温燥、凉燥，燥邪的阴阳属性素来是有争议的，临床上温燥更为多见。小柴胡汤证枢机不利也有阴阳转化的问题。气郁化火伤阴，易感温燥，或燥热相结为病，这是从阳而化；少阳为枢，手少阳三焦为水道，枢机不利，饮停而成痰饮水湿，易感凉燥，这是从阴而化。温燥用杏苏散、凉燥用桑杏汤，这是成法，但治疗凉燥大多不是用原方，桑杏汤、麦门冬汤、清燥救肺汤，各选几个经典的药，看情况组合运用。总之，运用之妙，存乎一心，难以言传，需多临证。

小柴胡汤治咳嗽还可看别的兼证加减运用：咳嗽初起，风邪偏盛，合用止嗽散；营卫不和，久病咳喘，合用桂枝加厚朴杏子汤；单纯痰湿，不兼燥邪，合用二陈或温胆方；饮邪停聚，用仲景加减法，去人参、大枣、生姜，加五味子、干姜；痰留中脘，容易化热，用柴胡陷胸汤。

学生：您常配伍的几个药对，像桔梗、枳壳，山药、牛蒡，还常加用赤芍、当归，能再深入解析一下用药的意图吗？

老师：第一对是桔梗和枳壳。桔梗，味苦、辛，性平，其气升。宣肺利咽，解郁化痰。一般咽喉病，用甘桔汤；风病偏上，用桔梗引经；郁证，常用四逆散（柴、枳、芍、草），有方名木金散，四逆散用桔梗代枳实，四逆散肝气犯胃，木金散肝气犯肺，王旭高治肝三十法说肝气"冲心犯肺乘脾胃，夹寒夹痰多异形"。这里桔梗、枳壳同用，治肺有痰，咳吐不爽。桔梗气升，枳壳气降，相须使用，使气升降相因，尤其适用于肺失宣肃，肺系的名方——败毒散、参苏饮、杏苏散、陈平伯的凉解表邪方都有这个组成。

然后是山药配牛蒡子，这是张锡纯的经验，《医学衷中参西录》有云："山药入肺，宁嗽平喘，牛蒡子辛凉清宣，利肺止咳，二药并用，最善止嗽。"并以其为基础创立了资生汤、薯蓣纳气汤、滋培汤、清降汤等名方。

山药味甘、性平，药食两用，补肺健脾益肾，正合肺气生于脾根于肾，肺病迁延，多致肺、脾、肾三脏虚损，山药、牛蒡，一清一补，一宣一降，尤善治久嗽。疫情期间，推广了一个名为山药百合红枣粥的养生防疫粥，都用药食同源的食材，山药补气，百合养阴，药性平和，缓缓图功。

血分药用了赤芍和当归这一对药，可养血活血，柔肝补肝，用于解决久咳所致的阴血虚问题。《本经》载当归"主咳逆上气"，而慢性咳嗽多考虑有气道阻塞的问题，药理学表明赤芍能改善气道阻塞及通气换气功能，两者合用治疗久咳往往见效。

第三节 "和"的学术思想

学生甲：在临床中我们经常见到寒热错杂之证，您对调和寒热这类治法有什么经验呢？

老师：在临证过程中，特别是在脾胃疾病中，寒热错杂、虚实夹杂之证是尤为常见的。寒热错杂之邪互结于中焦，可致脾胃升降失和、虚实相兼。这一类疾病大多是因为过度饮酒、嗜食肥甘厚味，聚湿生热、生痰，加之素体脾阳虚，或日久脾胃虚弱，虚寒从内而生，而导致脾寒胃热之寒热错杂证。针对其寒热错杂、虚实互见的病机，以清热燥湿、温中散寒、益气和血之方药治疗，可清热与温中并举，代表方如半夏泻心汤、乌梅丸等。而针对寒热格拒、上热下寒的病机，应辨证予以清上温下之治法，以辛开苦降、清上温下之方药治之，代表方如黄连汤、干姜黄芩黄连人参汤等。我在临床过程中，在面对内科疑难杂症的时候多以经方为主，常选用一个或几个经方合而治之，往往中病即止，少用峻猛伤正之药。

学生乙：临床上大多数患者也存在气血失和之证，我们应当如何调和气血？

老师：气血调和是人体生命活动的物质基础，朱丹溪有云："气血冲和，百病不生；一有怫郁，诸病生焉。"大家都知道，气与血的病理生理具有较高相关性，一荣俱荣，一损俱损。在疾病治疗中不必拘泥于书本中的调气以行血、活血以行气、补血以益气、补气以生血等基本治疗方法，应该要学会结合脏腑生理特性和病理变化的不同，选择相适应的药物，使药物的功效特点与脏腑的生理活动和病理变化相适应，从而起到调和气血的作用，达到治疗疾病的目的。比如说我临床常用柴胡、枳壳、陈皮、桔梗和丹参、川芎、芍药（包括赤芍和白芍）、当归等，这些药物的优点是性较和缓、行而不伤、补而不滞，这就是调和气血。再例如治疗阴血不足、阳气不振的心悸用复脉汤加味；治疗肝脾气郁的胁痛用四逆散加味；治疗气郁日久合并血瘀之胃脘痛合用金铃子散、失笑散等；治疗气虚血痹的无脉症，用黄芪桂枝五物汤加减等，这些都是结合病因病机选用相应药物，让药物与病情相对应，达到调和气血的目的。另外，根据我的临床经验，在治疗气分疾病时常辅以一两味活血养血药，在治疗血分病证时常辅以调气药，调气和血并用。

第四节　建中汤类方的临床应用

学生：杜老师，我们发现您在临床治疗慢性虚损类疾患时，常常应用小建中汤、黄芪建中汤、当归建中汤、归芪建中汤等建中汤类方剂，能给我们讲讲这类方剂的使用要点吗？

老师：建中汤系列方都是从《伤寒论》《金匮要略》里的小建中汤化裁而来，原方由桂枝三两、炙甘草三两、大枣十二枚、芍药六两，生姜三两、胶饴一升组成，是桂枝汤倍芍药、加饴糖而成。书中记载，小建中汤既可以治疗"虚劳里急""腹中痛""腹中急痛""妇人腹中痛"等脾胃病，又对"心中悸而烦""衄""梦失精，四肢酸疼，手足烦热，咽干口燥"等症状起到良好的疗效。其主要功效在于温补中焦、调和营卫气血。此外，小建中汤也有调和肝脾、柔肝缓急的作用。《千金翼方》中记载有内补当归建中汤，《类聚方广义》《普济本事方》里则记载了归芪建中汤，是在建中汤里加入黄芪、当归，加强建中的效力，促进气血生化和运行，也拓宽了建中汤的适应证范围。

学生： 您临床中除了将这类方剂应用在脾胃病以外，还有哪些疾病也常用到它们呢？

老师： 一般来说，临床见到的由于肝脾失和，中焦乏源，气血虚滞导致经脉失于温通、筋脉失于濡养，所致的肢节疼痛抽掣、酸软麻木等症状，都可以考虑应用建中汤。比如内补当归建中汤原方就用来治疗妇人虚羸不足，吸吸少气，少腹中急，痛引腰背等病症，当归起到了活血、和血、补血止痛的作用。另外，建中汤还具有甘温除热的功效，所以由虚导致的发热、心烦、口干等症状，也可以辨证施用建中汤类方剂。所谓建中，就是建立中气而调和阴阳的方剂，方子里甘温、甘酸的药物合用，佐以辛药，可以起到古人所说的"阳就于阴而寒以温，阴就于阳而热以和"的功效，营卫气血流通了，就达到"阴平阳秘"的效果。

学生： 临床中这类方子您一般如何加减变化呢？

老师： 如果见到兼有热证而成寒热错杂之证的患者，可以在建中汤的基础上配伍金银花、蒲公英、黄芩、黄连等药，尤其是对脾胃病兼见湿热表现的患者效果较好；如果见到寒证较重的患者，可以合用理中丸类方子，《伤寒论》中记载理中丸是治疗"喜唾，久不了了"的"胃上有寒"证的主方，合用可以加强温运中焦、温通气血的力量。

第五节　调理脾胃之法

学生： 上次老师讲到调理脾胃可用辛开苦降、寒热并用之法，还提到调理脾胃方法不止此法一种，老师可否再给大家详细讲讲？

老师： 曾有一位患者刘某，上次就诊时他主要是腹胀、烧心，自觉腹中积气，这是胃气壅滞的表现，我们从患者的症状和舌脉看出患者胃中积热，但他又畏寒怕冷，所以符合寒热错杂的病机要点，用了半夏泻心汤来辛开苦降。除了寒热错杂之外，患者胃气壅滞明显，所以合用了香砂枳术丸，用木香、砂仁、陈皮、枳实来行气消痞，用白术健脾益气，这些没有什么难理解的。竹茹、芍药与其他药相比，不同在于以"润"为主。竹茹清肺燥、通胃滞，芍药柔肝缓急，防燥伤阴，这两味药是用来调和方中诸多辛、苦药味之燥的。这里体现了另一个调理脾胃需要注意的点，就是"燥湿相济"。

学生：老师，"燥湿相济"具体怎么应用呢？

老师：首先说我们为什么要"燥"与"湿"同时应用，那是根据脾与胃的不同生理特性来说的。"太阴湿土，得阳始运；阳明燥土，得阴自安"，所以在治疗脾胃病时也要根据脏腑特性进行调理。脾胃病易出现脾虚失运，中焦湿阻，气滞不行，适宜用辛香苦燥之品调畅气机，理气化湿。但使用大量的苦燥之品需要考虑其有伤阴耗血的弊端，应佐用一些甘寒生津、滋阴养血之味。就比如加味良附丸中的白芍，加味二陈汤中的乌梅，可酸敛生津，均为防苦燥伤阴所用。与"燥湿相济"类似的还有"敛散同用"，一方面收敛正气，另一方面疏散邪气，这个方法主要是针对病久邪恋、缠绵不愈的患者。如痛泻要方中以白芍敛肝，防风疏肝泻肝，还有白术、陈皮补脾燥湿，以达抑木扶土之效，治疗肝旺脾虚之证，白芍与防风则是一敛一散，两味药合用可以防止收敛太过留滞邪气，又可防止疏散太过伤及正气。

学生：原来小小的两味药竟然蕴含深意。那像刘某一样，原病还未治愈，新病又起，应该是先顾哪一方？

老师："百病皆由脾胃衰而生也"。脾胃病证常兼夹其他病证，而且脾胃虚弱者，肺气不足，易感外邪，像刘某这样先有里证复感表证的也很常见。这样表里同病的情况，可能大家会觉得表不重先治里，或者有表则先治表，其实可以表里同治。疾病在发展过程中是动态变化的，所以我们在每次诊治时都要仔细分辨，不管是在疾病的什么阶段，看到了表里同病，就不要忘记还有表里同治这一方法。所以在刘某第二次就诊的时候，我用小柴胡汤调理肝脾治里病，用杏苏散祛风散寒、宣肺止咳祛表邪。在合方化裁的时候，也要考虑两方是否可以互相为用，而不是各自为政，像杏苏散中的理气药同时有助于疏理中焦，治中焦痞满。

第六节 从气论治诸病

学生甲：老师，您在临证中经常跟我们讲"百病生于气"，气的失常具体是如何导致疾病发生的呢？

老师：太虚寥廓，肇基化元，万物资始，五运终天。北宋张载有言：太虚即气也。调气为人身之所主，《素问·宝命全形论》云"人以天地之气生"。人体之气可分为元气、宗气、卫气、营气，诸气各司其职，内而五脏六腑，外而筋脉肌腠、四肢九窍，皆须气的推动和充养，方能维持各自的生理功能；同时气的运动功能正常，又是人体生命活动的根本，气机升降出入、周流全身，使脏腑功能正常，发挥人体正常的生理活动。《素问·六微旨大论》云"是以升降出入，无器不有""出入废则神机化灭，升降息则气立孤危"。若先天不足、后天失养，病久体虚、劳倦过度、房事无节，使元气、宗气不足；或情志失调、饮食不当，外感六淫，使营气、卫气失调，从而易出现气虚、气陷、气滞、气逆等病理状态，影响五脏六腑、四肢九窍、表里内外而产生种种疾病，出现生理功能减退、内脏下垂、汗出、津液滑脱、胸胁胀痛等症状。人体作为一个有机整体，脏腑之间不仅在经脉上相互络属，在功能上亦通过气机的升降出入相互沟通。气机运动必须以调畅为顺，升降有序、畅达无阻则百病不生，气机紊乱则百病丛生。"气郁"又是诸郁之首，气机不畅，或郁而化火；或饮食不化；气郁日久，经络不通；气郁渐进，导致气、血、津液壅滞不行，从而导致在疾病进展过程中衍化出火郁、湿郁、食郁、痰郁、血郁等，变证百出。诸郁反过来加重气机郁滞，导致气闭、气脱，出现危候。

学生乙：老师，您能给我们讲一下内科疾病如何从气论治吗？

老师：顾名思义，"从气论治"治疗内科疾病，是以调气为首要。我们在临床中应当重视疏通气机、调和气血，善于运用疏、宣、升、降、补诸法，即使虚证用补法亦多通补或调补。在治疗肺系、脾系等疾患时，要畅达气机，据证施治。在气机的调节中，肝的疏泄功能起到了至关重要的作用，正如王孟英所谓"肝气逆则诸气皆逆"，因此在治疗内科杂症时常以四逆散为基础方，配合益气、活血、化湿、清热、消食等治法，使肝疏泄功能正常，气机能够正常升降出入，使全身气机调畅，病证得解。临证过程中，我常以四逆散作为疏肝调气主方，这与我的恩师秦伯未教授学术思想一脉相承。秦老在《谦斋医学讲稿》中分析该方："柴胡与枳实同用，能升清降浊；白芍与枳实同用，能流畅气滞……总的功能，疏肝理脾，调气去滞，故亦常用于肝病……一般肝病，与其用小柴胡汤，不如用四逆散，既能针对疏肝，又无壅滞的流弊。"故四逆散的辨证要点不在阳郁，而在气滞，不仅为四末不温，但见气病肝病，应用四逆散加减均可在临床中收到很好的疗效。

第七节　下法在治疗便秘中的应用

学生：越来越多的人被便秘所困扰，治疗便秘时最多用的方法就是下法，您能和我们讲一讲您临床上是如何使用下法的吗？

老师：下法是根据《素问·阴阳应象大论》中"其下者，引而竭之；中满者，泻之于内……其实者，散而泻之"所制订的原则，主要分为寒下、温下、润下和逐水四部分，临床应用颇为广泛，不仅可用于有形之腑实结热，也可用于无形之邪热。此外，内伤杂病、老年病等，凡是肠燥便结者，亦当首选下法。实践证明，下法运用得当，确能提高疗效，缩短疗程。

学生：您前面提到下法可以用于祛除有形及无形热邪，那么在临床诊疗肺炎高热这类肺系热病时该如何更好地使用下法呢？

老师：对于肺炎高热兼有便秘的患者，我常选用大黄、瓜蒌，杏仁、生石膏两个药对，既可化痰通腑，又可宣肺清热，取《温病条辨》中宣白承气汤意。因肺主一身之气，又肺与大肠相表里，所以只有宣通肺气，腑气才能下行；反之，腑气通畅，又利于肺气之宣肃。因此采用宣上通下的治法，启闭宣壅，釜底抽薪，双管齐下，可望尽速祛除病邪。曾治一男性肺炎患者，高热 3 天不退，咳嗽胸痛，咳黄黏痰，腹满大便秘结，舌苔黄腻，脉滑数。证系邪热壅肺，肺失宣降，腑气不通，浊气上逆。治当清热宣肺，通腑化痰。药用：杏仁 10g，瓜蒌 30g，生大黄 6g（后下），生石膏 30g，清半夏 10g，黄芩 10g，虎杖 20g。水煎服，服药 1 剂，便通热减，3 剂后热平，咳轻痰少，治疗 8 天痊愈出院。临床每见慢性咳喘急性发作，痰黄量多，伴便秘但无发热的患者，用本方化裁治疗，亦常取得满意疗效。

学生：近来很多老年人来就诊，都有着或轻或重的便秘问题。对于老年人的便秘，辨证论治主要从什么角度考虑呢？

老师：一般老年人便秘以肾虚为多，常表现为大便不很干或初头硬，临厕努挣不下或下而不畅，常伴腰痛、畏寒、夜尿频多等症，脉沉弦或弦硬。治疗此类便秘，我多选用通补兼施法，因老年人便秘与热结腑实、肠道传导障碍的便秘不同，它是人体衰老的局部表现，是因肾阳不足，肠道传导无力所致。若误用硝黄之辈，虚其虚，则肾阳更弱，肠道传导功能愈差，便秘愈重。我临床多选用《景岳全书》济川煎（肉苁蓉、当归、牛膝、升麻、枳壳、泽泻）化裁，效果颇佳。方中肉苁蓉重用 20g 既能温肾助阳，又可润肠通便；当归养血活血润肠，牛膝补肾强腰，性善下行，二药合助肉苁蓉润肠通便之力；升麻配枳壳，有升有降，使气机升降复常。方中泽泻，渗利以泄浊气为辅佐药。对于老年习惯性便秘患者，此方配成蜜丸，又增蜂蜜滋养润肠之功，久服颇效。经多年临床观察发现，此类通补兼施之方法，可解除老年人便秘之苦。

第八节　苓桂剂的应用

学生甲：苓桂剂类方很多，临床应用很广，我们应该如何选择？

老师：《淮南子·说山训》曰："千年之松，下有茯苓，上有菟丝。"《诗经》曰："山有榛，隰有苓，云谁之思。"《说文解字》中，也称桂为"百药之长"。由茯苓、桂枝为主组成的方剂，我们称之为"苓桂剂"。"病痰饮者，当以温药和之"，所以《伤寒论》里的苓桂剂是温阳气、化水饮的方剂。唐氏认为"水和气本为一家，治气即治水，治水即治气也"，为我们探讨苓桂剂方证的源流开拓了思路。《伤寒论》里苓桂剂有苓桂术甘汤、苓桂枣甘汤、苓桂姜甘汤等。这三个方剂也是我们常用的苓桂剂，三张方药味只差一味药，但功效有别，方证有别。此外，五苓散等方都属于苓桂剂类方，苓桂类方的辨证应用遵循仲景"扶阳气，存津液，护胃气"的原则。

苓桂术甘汤是苓桂剂代表方，主要用于心脾两虚、水湿内停的病证，是温阳化气利水之专方。《伤寒论》曰："伤寒，若吐若下后，心下逆满，气上冲胸，起则头眩，脉沉紧，发汗则动经，身为振振摇者，茯苓桂枝白术甘草汤主之。"《金匮要略》曰："心下有痰饮，胸胁支满，目眩，苓桂术甘汤主之。"其病症是满（心下逆满：胃脘痞满，呕恶呃逆）、冲（气上冲胸：心悸，胸闷）、眩（起则头眩：头目眩晕）、摇（身为振振摇：站立不稳）。病机是心阳亏虚加脾虚饮停。苓桂术甘汤以桂枝、茯苓为主，白术、甘草配伍。茯苓利水消阴，定惊安神，补脾运化；桂枝通阳消阴，下气降冲，温阳制水。

苓桂术甘汤在临床中应用非常广泛，病种包括心血管疾病（冠心病、心律失常、心力衰竭、高血压病、风湿性心脏病）、梅尼埃病、慢性支气管炎、盆腔炎、过敏性鼻炎、成人多涎症、呕吐，以及眼科、儿科和神经内科（如失眠）等疾病。

学生乙：除了苓桂术甘汤，您能给我们讲讲其他的苓桂剂吗？

老师：苓桂剂除了我们刚才提到的苓桂术甘汤，还有苓桂枣甘汤（苓桂甘枣汤）。《伤寒论》里讲："发汗后，其人脐下悸，欲作奔豚，茯苓桂枝甘草大枣汤主之。"此方重用大枣，加强健脾作用，防止水饮上冲，可治疗水饮向上逆冲所导致的奔豚证，其病症是脐下悸、小便不利，病机是心阳不足、下焦寒水欲乘虚上冲。《伤寒论》曰："伤寒，汗出而渴者，五苓散主之；不渴者，茯苓甘草汤主之。""伤寒厥而心下悸，宜先治水，当服茯苓甘草汤，却治其厥，不尔，水渍入胃，必作利也。""太阳病，小便利者，以饮水多，必心下悸；小便少者，必苦里急也。"此为苓桂姜甘汤（茯苓甘草汤），病症为心下悸（胃里有振水音），甚至四肢厥冷，病机是胃气不足，水停胃里，此方是苓桂术甘汤去白术，加生姜而成，重用生姜，温散胃中之寒水，是方中之主药。此方常用于胃虚水饮内停，应用在"水逆""水泻""水厥"等证中疗效确切。

苓桂杏甘汤，为苓桂术甘汤去白术加杏仁而组成，在临床中多用于水逆，气上冲，肺气不利，面肿咳喘之证，主治水邪上逆，兼水湿内停之证。

苓桂味甘汤（桂苓五味甘草汤）为苓桂术甘汤减白术加五味子组成，用于治疗肾气素虚或肾不纳气，当然在临证时于方中多加姜枣治疗肾不纳气效果很好。《伤寒论》讲："太阳病，发汗后，大汗出，胃中干，烦躁不得眠，欲得饮水者，少少与饮之，令胃气和则愈。若脉浮，小便不利，微热消渴者，五苓散主之。""伤寒，汗出而渴者，五苓散主之，不渴，茯苓甘草汤主之。"五苓散治腹泻是利小便实大便之理也；治疗多尿症加桑螵蛸、芡实、杜仲等；治疗脑积水加清震汤。茵陈五苓散治疗肝胆疾病有效；治疗高脂血症时加丹参、桃仁、红花、当归、山楂、川芎等。五苓散加人参叫春泽汤，治疗气血亏虚的老年男性小便不利，淋漓不尽。五苓散加味辨证可用于治疗水停下焦、糖尿病肾病、糖尿病肠病等。

关于苓桂剂的临床应用体会，清代郑钦安在《医理真传》中讲："医学一途，不难于用药，而难于识证，亦不难于识证，而难于识阴阳。"苓桂剂在临床实践中广泛应用，治疗包括太阳腑证在内的各种水气病。水气病以心、脾、肾阳气不足为主要病机，心阳虚为关键起始病机，以水气上冲为主要临床表现，治疗当以温阳降冲、化饮利水为主。苓桂剂类方源于《伤寒论》，由桂枝甘草汤变化而来，在临证时我们通过辨证论治来扩展经方苓桂剂类方的应用范围。

学生甲：老师，您对甘草的使用有什么心得呢？

老师：《神农本草经》谓："甘草，味甘，性平，主五脏六腑寒热邪气，坚筋骨，长肌肉，倍力，解毒，久服轻身延年。"在《伤寒论》中甘草入方70次，《金匮要略》中入方88次，可见其用之广。甘草味甘平，生用可清热解毒，炙用可温中益气，根据配伍不同可以用于治疗六经各证。其作用特点与性味有关，《本草求真》曰："故入和剂则补益，入凉剂则泻热，入汗剂则解肌，入峻剂则缓正气，入润剂则养血，并能解诸药毒及儿胎毒。以致尊为国老。"最重要的就是它能除五脏六腑寒热邪气，所以要根据不同的配伍调整它的作用，如桂枝汤、理中汤、泻白散、导赤散、银翘散、甘草干姜汤等，虽然作用各有不同，但甘草能除五脏六腑寒热邪气却是它的共同点。此外，甘能缓急，腹痛或者其他筋肉挛急疼痛，都可以用甘草来缓急迫，但要谨记"甘者令人中满"，胀满者不宜使用，而且它还有助湿壅气之弊，大剂量久服易致水肿。

第九节　柴胡陷胸汤的基本用法

学生甲：老师，随着工作压力的增大，饮食、作息的紊乱，临床中越来越多的患者为痰热之邪所侵扰。临证中您常用柴胡陷胸汤，您能讲一讲此方剂的组方思路吗？

老师：柴胡陷胸汤为小陷胸汤合小柴胡汤去参、枣、草，加枳实、桔梗组成。其组方保留小柴胡汤中四味药物，即两组药对，一对儿为柴胡与黄芩：柴胡主升、黄芩主降，二者相配，共奏清泄胆热，和解少阳之功；另一对儿为半夏与生姜：生姜辛温而性善走、半夏辛苦温而喜沉降，二者相伍，半夏之毒性得生姜而减，功擅和胃化饮止呕。方中黄连苦寒，苦能泻火，寒能清热，半夏辛温，辛能开结，温以燥痰，二药合用，寒热并调，辛开苦降，清热泻火，化痰开结。瓜蒌甘苦寒，清热涤痰，宽胸散结，润燥滑肠，既助黄连之清热，又助半夏之化痰开结。再加桔梗与枳实，桔梗功具升散、枳实擅长降气，升降合用，调畅气机。枳实辛苦温，具破气消积、化痰散痞之功，其辛温能助小陷胸汤之半夏化痰开结，其味苦能辅黄连清热泻火，使此方更具清热化痰开结之力。

学生乙：老师，柴胡陷胸汤具体应如何应用？

老师：柴胡陷胸汤常用于治疗痰热为患的脾胃、心系病症，临证过程中应灵活掌握"同病异治，异病同治"的治疗原则。其具体运用的临床指征有以下几点：发热，或恶寒发热，或往来寒热，或寒热起伏不定，或午后热甚，因其病有兼夹，故其寒热未可一言而终也。另外，咳嗽、胸闷、胸痛、胁痛亦为痰热。胃脘痞结疼痛，或兼胸胁疼痛。舌红或绛，苔白厚或黄厚，脉弦滑。柴胡陷胸汤为小柴胡汤去参、草、枣，而合小陷胸汤，加用枳实、桔梗而成，具有和解开降之效，能泄能开，能降能通，加减化裁后，有清热化痰、宽胸涤痰、和解少阳之功，临床常用以治疗胃脘胀痛、胸痹心痛等痰热瘀阻所导致的脾胃、心系病症。对于内伤杂病，也可运用柴胡陷胸汤化裁以清化痰热，和解少阳，待到痰热已去则少阳气机得利，病症自除。

第十节　柴胡陷胸汤的临床应用

学生：杜老师，我们查阅文献发现，您临床上常用的柴胡陷胸汤目前在心系、脾胃系和气血津液系的病证中已经有了比较广泛的应用，看到您也把它用在发热、咳嗽这类表证上，能和我们讲讲您是根据患者的哪些表现来立法处方的吗？

老师：柴胡陷胸汤这个方子是由《伤寒论》里的小柴胡汤和小陷胸汤合方加减而来的。这个方子应用的关键在于看到患者有少阳病症，又兼有痰热、气郁的表现。比如发热的患者，见到"往来寒热"，是邪正相搏、正邪纷争的表现，也是柴胡剂的主症之一。《伤寒论》里说"有柴胡证，但见一证便是，不必悉具"。临床上有些患者可以见到典型的口苦、咽干等症状，就像《医宗金鉴》里说的，口苦是热蒸胆气上溢，咽干是热耗津液的表现。还有的患者会出现头痛、耳痛、眼眶痛、下颌淋巴结肿大，就要考虑到少阳胆经的循行，也可以以这个方子为主来治疗。

学生：您在临床中，是如何根据患者的一些情况对方子进行加减的？

老师：比如这类患者常见的舌象是舌红、苔黄腻，但也可以见到舌暗、舌有裂纹等血瘀、阴虚的表现，痰气胶结的时间久了，就会阻碍血液运行而成瘀血，也会化热伤阴。所以临床上又常常合用当归、芍药等血分药，或者用百合地黄汤、知母、黄柏来养阴清热。

学生： 我们观察到，对一些咳嗽痰多的患者，您也会用到这个方子，是怎么考虑的呢？

老师： 有一些感冒后咳嗽迁延不愈的患者，还会有胸闷甚至间断性隐痛的表现，这就像《伤寒论》里说的"阳微结，必有表，复有里"，是"半在里半在外"，也可以用柴胡剂。小柴胡汤的四大主症当中也有"胸胁苦满"，所以可以考虑应用这个方子，方子里一般去掉参、枣，以防滋腻恋邪，加半夏、瓜蒌，有表里双解的意思。表证比较明显的，比如还兼见鼻流清涕、咳嗽喉阻等风寒闭肺表现的，可以合用三拗汤，《局方》里也提到它可以治疗感冒风邪、伤风伤冷所导致的咳嗽多白痰、胸满气短，还可以加用橘皮、茯苓；黄痰黏稠加浙贝母、海浮石等化痰药。

学生： 久咳的患者，也常会有血瘀、阴虚的表现，加减上和之前说的有什么不同吗？

老师： 确实是这样，久咳容易损伤肺络，耗伤气阴，所以也常用赤芍、当归来活血通络，赤芍兼能散瘀止痛，当归在《神农本草经》里又"主咳逆上气"。久咳阴虚的患者，我常用百合、款冬花配伍，是取百花膏"治喘嗽不已"的意思。

第十一节　寒温统一之"三期二十一候"

学生： 杜老师，在治疗外感热病过程中，董老倡导寒温统一、祛邪扶正兼顾，强调祛邪务使邪有出路，扶正贵在不恋邪。在倡寒温统一方面，能和您学习下"三期二十一候"吗？

老师： 董建华教授极力主张寒温统一，以八纲、脏腑辨证为基础，综合六经、三焦、卫气营血辨证方法，提出"三期十七候"的证治思想。在继承董老热病学术思想基础上，不断充实完善，制定外感热病"三期二十一候"的证治纲要。三期即表证期、表里证期和里证期。表证期病邪尚浅，居于卫分,病在皮毛,以肺卫症状为主,包括表寒、表热、表湿、肺燥四个证候;表里证期病邪在半表半里或表里同病,属卫分与气分之间,分为半表半里、表寒里热、表里俱热、表里湿热四类证候;里证期包含了气、营、血等方面的病证,有气分热毒、热结肠腑、痰热阻肺、脾胃湿热、肝胆湿热、膀胱湿热、肠道湿热、气营两燔、热入心营、热极生风、阴虚风动、热盛动血、阴竭阳脱十三个证候,三期共计二十一候。临床中通过分期辨治,执简驭繁,对外感热病形成了系统的辨治思想,便于临床实践。

第十二节 秦伯未先生调气法的临床应用

学生: 您曾经提到您的恩师秦伯未先生在《谦斋医学讲稿》中概括的"补、疏、升、降"调气四法对您临床诊疗启发很大,上篇中一则诊疗寒痹日久患者的医案(第二章第十节培中通阳宣寒痹)中也体现了调气法的灵活应用,您能结合病例给我们更详细地介绍一下调气法在痹证中的运用吗?

老师: 秦老所总结的调气法,概括来说,就是"气虚则补,气滞则疏,气陷则升,气逆则降"。对于痹证日久的患者,在重视祛除风、寒、湿等外感邪气外,还需要注意疏通气血、培补中气、温通阳气等治法的灵活运用。

痹证的临床表现多样,比如你所说的那位患者,她的临床表现并非剧烈疼痛,而是以寒气攻冲为主,这是由气机不畅所致;气郁日久则结热,所以患者大便不通,苔黄腻;听力下降、口苦、眼干、不寐等也是气郁不伸、郁热伤阴、阴阳失调的表现。因此,首诊的时候用柴胡桂枝汤,重在畅达气机、疏通郁滞、调和阴阳,又用枳实、大黄、厚朴清肠胃结热,是取大柴胡汤、小承气汤之意。

患者舌质暗,除气郁日久血络不通外,也可能有痰湿阻滞,结合患者苔腻,应考虑为瘀湿互阻所致,又取越鞠丸之意,用其中的主药苍术、香附、川芎。秦老在《谦斋医学讲稿》中指出,越鞠丸是解郁的著名方剂,其五郁相因的治法,应当理解其用意,不必固执其成方。因此,用苍术解湿郁,香附理气郁，川芎通血郁，火郁之象不显，不必用栀子，纳食尚可，则不必用神曲。同时，患者血络不通，阴阳失调而失眠，又见面色萎黄，考虑有肝肾、气血亏虚，所以用夜交藤补益肝肾、养血通络安神。

学生：那位患者二诊的时候口苦、眼干等标症消失，寒气上冲的主症凸显，这个时候您又用到了降气法是吗？

老师：对，秦老《谦斋医学讲稿》中提到，奔豚证与冲气证类似，正因为奔豚证也属于气逆，所以《金匮要略》称为"奔豚气"，可由肾脏寒水之气上逆或肝脏气火上逆导致，分别可用桂枝加桂汤或苓桂甘枣汤、奔豚汤治疗。根据当时患者小腹发凉、上窜下行，伴小便频数及苔薄黄、脉弦细滑的表现，考虑除寒水之气外，也有气郁化火，所以兼取桂枝加桂汤、苓桂甘枣汤、奔豚汤之意，治寒气、平冲气、疏滞气。奔豚汤中李根白皮现代药房常不具备，常用鹿衔草代替，该药既可补肾养心，又可祛风除湿、活血通经，正适用于这位患者下焦寒湿，阳气不通的证候。方中还用到缩泉丸来温通下焦，用益智仁温肾、山药滋肾、乌药通上下左右之气。乌药性偏温，善除小腹、少腹寒气；辅以小茴香，温下焦而行气，治少腹寒凝气滞效果更佳。

患者年事较高，有气虚的表现，要注意，气虚也可导致升降功能失常，单纯地理气、行气而不上气，难收良效，所以方中还选用肉桂、党参等补气之品，与半夏配伍，是《备急千金要方》七气汤之意，可解七情六气郁结。患者自觉寒气从会阴部上冲，与肾气、肝气有关，肉桂既可以温肾气，也可以调肝气。秦老也指出，由于气机阻滞，极易兼见痰浊结聚，阳气郁遏，所以降气又与消痰温中等结合，如七气汤、四气汤用半夏、茯苓、肉桂之类，目的在于降气，不同于痰喘治法。另外，患者寐差，用肉桂、黄连配伍，即交泰丸，可交通心肾而安眠。

学生：三诊的时候用了逍遥散合肾着汤，重点是在于疏肝理气、健脾温阳吗？

老师：三诊时，患者寒气窜行、胀满感仍然存在，但是四肢皮温并没有异常改变，是自觉症状，考虑病机仍然以气机郁滞为主；结合患者面色萎黄，还有脾虚，所以着重益气和血，调理肝脾。用逍遥散柔肝养血，健脾运湿。

秦老在《谦斋医学讲稿》中强调，"肝郁"的"肝气郁结"不同于"肝气"的"肝气横逆"，肝郁证是肝气郁结，气郁当疏气，但肝气横逆是气的作用太过，肝气郁结是气的作用不及，根本上有所不同。虽然肝郁经久也能化为肝气，但在郁结时不能与横逆同样治疗，一般多用逍遥散和血舒气健中调理。

患者寒凉感以腰部以下明显，还有下焦潮湿感，又用二妙散合肾着汤，其中苍术、黄柏与白术、茯苓都可以化湿。苍术、白术同用，以苍术性较猛烈，苦温燥湿，兼可发汗；白术较平和，偏于健脾温中祛湿。患者汗出不多，提示阳气不通而衰微，用干姜与白术、茯苓、甘草配伍，既《金匮要略》中的肾着汤，原方主治"腰中冷，如坐水中"，与患者主症相符。

同时，患者寒气向上攻冲，用桂枝、甘草平降冲气上逆，苏子、半夏加强降气的效果。此外，患者便干，二三日一行，兼见苔黄、脉弦硬，用瓜蒌宽中通便。总体而言，这个方子畅达气机，调和肝脾，温阳运脾，祛湿作用较为突出，希望起到帮助气机运转的作用。

学生：我们看到，四诊的方子除重视调气外，还用到了一些血分药，您能给我们再讲讲用药的思路吗？

老师：秦老在《谦斋医学讲稿》中讲到，引起冲气上逆的原因，有寒有热、有虚有实，秦老认为主要是由于血亏而下焦虚寒所致。这类患者除了通达阳气外，还需要重视调理气血关系，因为气血、阴阳为一体，对立统一，互根互用。气分药方面，降气、理气、通气并用，用苏子降气，香附为血中气药，理气解郁，乌药则可以畅通上下左右之气机，适用于患者中下焦小腹、会阴、大腿根部憋胀之症。香附、乌药是临床常用理气药对，针对女性患者少腹憋胀疼痛效果良好。方中还加入当归等血分药，是希望气血同调，体用兼顾。

患者四诊时寒气攻窜的感觉较前改善，但仍然有肢体、腹部、腰背和臀部发冷、发胀感，主要考虑阳气虚，脾阳失运，不实四肢。同时也还有下肢潮湿感，中焦自觉有冒冷气之感，所以用了比肾着汤温阳作用更强的真武汤，在温脾阳、化脾湿之外，也重视命门之火。应该知道，命门火不生土，也可以导致脾阳不足。命门之火属肾气，选用真武汤原方少火生气，而且生姜、干姜同用，可以温化表里寒湿。考虑北京地区干燥，附子的用量不宜过大，同时，附子、干姜、桂枝温热之性强，真武汤中用酸寒的芍药来敛阴制约。患者下肢潮湿感顽固，寒湿较著，阻遏阳气之通畅，所以用大量茯苓、白术、苦参来利湿、化湿，加蛇床子温肾阳而祛湿止痒，但因其具有毒性，需限量使用，同时在方中重用生地黄，与白芍、当归共同制约桂、附、姜、蛇床子辛热温燥之性。

学生：患者用药后寒气攻冲的感觉，以及小腹和下肢发凉、发胀感明显减轻，二便、睡眠状况基本平稳，应该是阳气温通、湿气得化、冲气平降的表现吧？

老师：对。但是也要关注到患者腰部以下的寒湿之气还存在，而且夜尿虽然减少但仍然偏多，所以在五诊的方子里去掉生地黄、山药以防滋腻恋邪，用苍术、桑螵蛸化湿、温肾、缩尿；考虑到患者舌淡暗，苔薄黄，脉弦细，大便仍偏干，病程日久，郁热未除，津液未复，气血尚弱，又佐用决明子清热润肠通便、党参益气生津养血，防止温燥太过损伤气血津液。

学生：临床中确实在把握大方向的前提下还要重视细节，真是受益匪浅！

第十三节　建中汤类方的应用

学生甲：老师，胃痛这种疾病是十分常见的，之前有个患者胃脘部隐痛，喜热食，怕冷，症状反复发作，您用了黄芪建中汤加味，患者服药后胃脘部隐痛再无反复，疗效真是令人震惊。您能说一说治疗此类疾病的"绝招"吗？

老师：其实黄芪建中汤还是主要治疗偏于虚寒的这种胃痛。你提到的这位患者，他就有明显的畏寒这种特点，而且病程比较久。我们说脾胃为"气血生化之源"，他这种情况气血生化乏源，更加容易致虚损。黄芪建中汤出自《金匮要略·血痹虚劳病脉证并治》，由"小建中汤内加黄芪一两半"化裁而来，《名医别录》载黄芪"主治妇人……腹痛泄利，益气，利阴气"，故小建中汤加黄芪可用于治"虚劳里急，诸不足"。临床应用此方时，如果患者胃中虚寒的症状比较重，比如出现不能饮冷水、持续胃部隐痛得温则减，可以合用良附丸，用高良姜、香附温通。如果病情继续发展，阳虚不能温化水饮，痰湿内蕴，化热伤阴，就会出现口干、身燥热、苔薄黄微腻等热象，这时就出现了气血不调，应加蒲公英、金银花清热利湿解毒，陈皮、苏梗、麦芽理气和胃，使得气血调和，患者病情就会好转了。黄芪建中汤加当归可变为归芪建中汤，当归可"止痛，和血补血"，"主温中，止痛，除客中内塞，中风至，汗不出，湿痹"，故可用以治疗四肢厥冷、风湿痹痛等症。

学生乙：老师，建中汤类方中还有当归建中汤，您用它治疗绝经前后诸证效果极好。您的处方思路是源自哪里，能给我们讲一下吗？

老师：按照《黄帝内经》的说法，围绝经期女性处在"七七"这个年纪，"七七，任脉虚，太冲脉衰少，天癸竭，地道不通，故形坏而无子也"。妇女肾虚表现尤为明显，可见腰膝发凉、牙齿松动、夜尿频多、疲劳乏力等。《药性论》云：当归"止……虚劳寒热……下肠胃冷，补诸不足……主女人沥血腰痛……患人虚冷加而用之"。对于有明显腰痛或腰部不适的患者，我们就可以用当归。而且中年妇女肝脾不和者居多，所以就用小建中汤温补中焦、建立中气。脾在液为涎，脾虚重者，还可见到流涎，可合用理中丸，温中阳、止涎唾。夜尿频多影响睡眠，可加用酸枣仁等药，养肝血、安心神。